JN124369

医療・介護老人保健施設における

臨地実習マニュアル

［臨床栄養学］

第6版

編著　寺本 房子

　　　渡邉 早苗

　　　松崎 政三

共著　足立香代子

　　　荒木 順子

　　　遠藤 陽子

　　　恩田 理恵

　　　金胎 芳子

　　　高岸 和子

　　　冨岡加代子

　　　中西 靖子

　　　長浜 幸子

　　　名倉 秀子

　　　藤澤 早美

　　　藤本真美子

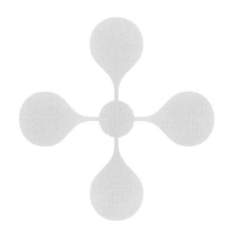

建帛社
KENPAKUSHA

はじめに

　臨地実習は管理栄養士養成のための実践教育科目であり，実践的能力を身に付けることができるよう，さまざまな施設で実習を行っている。2002（平成14）年4月1日に厚生労働省から出された「管理栄養士養成施設における臨地実習について」には，次の6項目掲げられている。

(1) 養成期間の後半に行うことを原則とし，三，四学年において行うこと。

(2) 前提となる授業を終了した後順次実施するようにすること。

(3) 実習施設の状況を考慮した上，年間の教育計画にあらかじめ取り入れ，計画的に実施すること。

(4) その教育効果をあげるため，原則として少数グループにより行うこと。

(5) 実習施設の管理責任者および直接指導に当たる管理栄養士と実習内容等について十分協議の上臨地実習を行うこと。

(6) 教育効果があがるよう総合演習など学内において十分に事前および事後評価を行う体制を整えること。

　「臨床栄養学」実習の目的は，「多様な専門領域に関する基本となる能力」「知識・技能・態度および考え方の総合的能力」「チーム医療の重要性を理解し，他職種や患者・入所者とのコミュニケーションを円滑に進めるための能力」「保健・医療・福祉・介護システムの中での栄養・給食関連サービスのマネジメント能力」「健康の保持増進・疾病の一次，二次，三次予防のための栄養・食事指導（教育）能力」，これらを実践の場で学び，身に付けることにある。そのためには，何よりも医療提供施設・介護老人福祉施設で管理栄養士がどのような実践活動をしているかを学習する，つまり肌で感じ取ることが重要である。

　したがって，本書の構成は，序章として臨地実習の目的やまとめ方，心構えなどを掲げ，第1章では医療施設の場合，第2章では介護老人保健施設の場合に分けて記載し，施設の特徴や実習すべき内容などについてまとめてある。さらに，これらの施設で展開される"給食の運営"（第3章）や"給食経営管理"（第4章）についても包含した。第5章には実習に必要な知識として関連法規や臨床検査データ，薬物，カルテ用語なども掲載している。

　医療人としての資質を身に付け，管理栄養士としての感性を養うには，先の施設で，患者や入所者を中心とした医療・介護の実際や他の専門職種の人々との連携について知ることも重要で，これらの施設での実習を通して，課題発見・解決，栄養評価・判定に基づく適切なマネジメントを行うことができるようになるための実習マニュアルとして企画・刊行したものである。

　今般，刊行後の各疾病のガイドラインの改定等に沿い，内容を更新し第4版とした。今後も，教育養成側および施設側の諸先生のご批判をいただきながらより良いものにしていきたいと願っている。

　　2009年11月

　　　　　　　　　　　　　　　　　　　　　　　　　　　　　　　　　編 著 者

第6版にあたって

　本書は2005年の初版刊行以来，多くの管理栄養士養成校で臨地実習のテキストとしてお使いいただき，おかげさまで好評を得ることができました。2014年の「第5版」刊行後も，その都度増刷の度に小修正は重ねてきましたが，今般元号が令和となってさらに，「第6版」として刊行することとなりました。

　第5版前刷（2019年2月）以降の各疾患ガイドラインの改定，また令和2年診療報酬の改定，「日本人の食事摂取基準（2020年版）」に沿い，内容を改めました。また，栄養ケアプロセス（NCP）について，栄養診断の用語の表を加えるなど，記述をあらたにしています。

　これまでにも増してご活用いただければ幸いです。

2020年9月

編著者

目 次

● 序 章

❶ 医療施設の場合

序　章

1. 臨地実習の目的・目標

（1） 臨地実習の目的

「臨地実習」は管理栄養士の実践教育科目として，実践能力を身に付けるための重要な実習である。病院・介護老人保健施設などの医療提供施設における実践活動の場での課題発見，解決を通して，栄養評価・判定に基づく適切なマネジメントを行うために必要とされる専門的知識および技術の統合を図り，管理栄養士として備えておくべき知識および技能を修得することが目的である。

① 管理栄養士が果たすべき多様な専門領域に関する基本となる能力を養うこと。

② 管理栄養士に必要とされる知識，技能，態度および考え方の総合的能力を養うこと。

③ チーム医療の重要性を理解し，他職種や患者とのコミュニケーションを円滑に進める能力を養うこと。

④ 公衆衛生を理解し，保健・医療・福祉・介護システムの中で，栄養・給食関連サービスのマネジメントを行うことができる能力を養うこと。

⑤ 健康の保持・増進，疾病の一次予防，二次予防，三次予防のための栄養食事指導・相談（教育）を行う能力を養うこと。

●「臨床栄養学」実習の目的

傷病者の病態や栄養状態に基づいた適正な栄養管理のあり方や給食経営管理について学ぶ。

① 栄養アセスメントに基づいた栄養ケアプランの作成・実施・評価に関する総合的なマネジメントの考え方を理解する。

② 栄養状態の評価・判定，さまざまな病態時の栄養補給と栄養教育のあり方，食品と医薬品との相互作用などについて，実践的に学ぶ。

③ 医療・介護保険制度におけるチーム医療や管理栄養士の役割について理解する。

（2） 臨地実習の目標

病院・介護老人保健施設などにおける栄養部門業務全般について，基本的な理解を深め，医療施設においては医療人としての，また介護老人保健施設においては福祉に携わる専門職としての資質を身に付け，管理栄養士としての感性を養うことが目標である。

① 外来・入院患者および入所者を対象とした栄養食事指導・相談（教育）の実施状況を学ぶ。

② 診療科やベッドサイドへの訪問，カルテ閲覧などを通して，患者・入所者の栄養問題が実際に存在していることを把握する。

③ 栄養アセスメント，ケアカンファレンス，栄養ケアプランの立案を学習する。

④ チーム医療，クリニカルパスなどの実際について学習する。

⑤ 医療スタッフの一員として，患者・入所者への対応やマナーなどについて指導を受けるとともに経験を積む。

⑥ 個別栄養管理の実際と部門業務のあり方等，実習施設の取り組みについて学習する。

⑦ 栄養食事指導・相談（教育）や栄養管理の報告書およびカルテの実際について学習する。

⑧ ケーススタディを体験する。

⑨ 給食経営管理の知識や技術が，医療の現場においてどのように生かされているかを体験する。

⑩ 個人の栄養アセスメントに基づき，フードサービスの観点からどのような工夫や技術が活用されているか体験しながら学ぶ。

●「臨床栄養学」学習の目標
　　①　栄養不良のための栄養管理が必要な患者に気付く。
　　②　患者にとって食事がいかに大切で，楽しみなものかに気付き，入院時食事療養における QOL
　　　の重要性を認識する。
　　③　人により食事に対する考え方や感じ方は多種多様であり，病状・状態も個々人で異なるため，
　　　求められる対応も多様である。患者個々への多様な栄養管理が必要であることを認識する。
　　④　予定外や予想外の出来事や要求に柔軟に対応する必要があり，瞬時の状況判断，対応が求めら
　　　れることを理解する。
　　⑤　医療における管理栄養士の役割を理解し，チーム医療における管理栄養士の専門性を認識する。
　　⑥　入院から退院に至るまでの個々に変化する病状・栄養状態を把握し，栄養アセスメント・栄養
　　　ケアが重要であることを理解する。
　　⑦　献立の立案から配膳に至る一連の作業（全般または一部）を体験学習する。
　　⑧　医療機関では，食事オーダー管理が特に複雑であることから，どのような体制やシステムで運
　　　営されているかを見学し，体験学習する。
　　⑨　医療機関では，食種が多く，個別に複雑な食事内容が要求される場合も少なくない。献立管理
　　　や調理作業上，どのように対応しているか学習する。
　　⑩　適時・適温配膳についてどのような作業管理が実施され，機器や備品などにどのようなものが
　　　活用されているかをみる。
　　⑪　栄養食事指導・相談（教育）や栄養管理業務を含め栄養部門の業務が安定して遂行されるため
　　　には，どのような工夫や合理化が行われてきたかを学ぶ。
　　⑫　医療機関の衛生管理について，院内感染の予防，食中毒の予防などの観点から体験学習を行う。
　　⑬　嗜好調査や摂食量の調査などを体験学習し，医療機関における栄養・食事の課題などを検討す
　　　る。
●課題発見（気付き）・問題解決の具体的目標（仕事に対して）
　　①　業務上の問題点や課題があることに気付く
　　②　個々の多様性や変化の早さに気付く
　　③　予定外や予想外の出来事や要求に対応する必要があることに気付く
　　④　栄養管理を必要とする人が多いことに気付く
　　⑤　問題点や課題のへの取り組みの重要性に気付く
　　⑥　管理栄養士・栄養士業務の重要性に気付く
●専門的知識と技術の統合の具体的目標（学校で教わったさまざまな知識や技術を使う，観察する）
　　①　栄養部門業務の全体像の概略を把握する
　　②　喫食者の食事場面を観察する
　　③　実際にどのような栄養管理が行われているかを学習する
　　④　実践体験から栄養食事指導・相談（教育）に必要な能力とはどのようなものかを学ぶ
　　⑤　栄養評価・判定について実習する
　　⑥　実例に接して，栄養ケアのプランニングを行う
　　⑦　マネジメントについて学び，他職種との連携を図る

2. 臨地実習のまとめと報告

（1） 実習のまとめ

実習施設においては，実習最終日に，実習ノートの記録や課題の記録などを基に，総合的・補足的な講義や討論会・反省会を行い，今までの学習で疑問に思ったことや質問を受けるので実習内容を整理しておく必要がある。学生は実習で得たこと，実習の感想，反省などを簡単な報告書にまとめ，実習終了後速やかに実習施設と学校に提出する。

（2） 実習の評価

一定の評価基準（実習時間数，実習態度，修得した知識と技術など）に則って，実習の評価が行われる。その後，学校における事後教育を経て，各教科目（臨床栄養学，給食の運営，給食経営管理論）の単位を修得する。

（3） 事後教育（発表会・報告会の方法）

栄養評価・判定に基づいた適正な栄養管理を行うためには，専門分野の各教科内容ごとに修得した知識，技能を統合する能力が必要とされる。したがって発表会や報告会の実施などにより専門分野の各教育内容を包含する。

発表会・報告会の形式はさまざまであるが，テーマごとに一定時間のグループワークを設け，レジメを作成し，口頭発表あるいはポスターでの発表や報告を行い，学内教員や臨地実習施設の指導者などからの講評を受ける機会とする。

テーマは，個々の臨地実習施設を評価するようなまとめ方ではなく，各学生が同じような課題を発見し，グループワークをする中で，問題の解決・具体的な提案・将来の方向性などについてまとめる。発表会・報告会などでは，最後に総合討論の時間を十分にとり，管理栄養士としての資質の涵養を図るよう，学生主導の討論会を実施するとより一層の教育効果がある。

さらに，発表会や報告会を終了した後，各学生の将来展望を含んだ発表会・報告会の反省会を実施することで，一連の臨地実習が終了する。

臨床栄養学実習のテーマ（例）

① 臨地実習施設の概要・特徴について
② チーム医療における管理栄養士の役割
　・ラウンドにおける管理栄養士の役割
　・カンファレンスにおける管理栄養士の役割
③ ベッドサイドにおける管理栄養士の役割
④ 集団栄養食事指導（教育）の実際
　・糖尿病教室
　・腎臓疾患教室
　・高血圧教室
　・妊婦教室　　　など
⑤ 個人栄養食事相談（教育）の実際
⑥ 食種と個別対応について
⑦ 症例のアセスメントと栄養治療
⑧ クリニカルパスにおける管理栄養士の役割
⑨ 栄養ケアマネジメントの実際
⑩ 緩和ケアにおける管理栄養士の役割
⑪ 他職種との連携について
⑫ 地域との連携について
⑬ 在宅訪問栄養食事相談（教育）の実際

給食の運営・給食経営管理論実習のテーマ（例）

① 栄養・給食部門，フードサービスの役割
② オーダリングシステムについて
③ 食数管理の実際
④ 作業管理・労務管理の実際
⑤ 特別食加算の実際
⑥ サイクルメニューの実際
⑦ イベントメニューの実際
⑧ 嗜好調査・摂取量について
⑨ 調理機器・設備管理の実際
⑩ 適温・適時給食の実際
⑪ 選択食メニューについて
⑫ 配膳システムと食堂利用について
⑬ 衛生管理と衛生教育の実際
⑭ 危機管理・HACCP について
⑮ 帳票類について

3. 臨地実習の心構え

　臨地実習は学内での講義や実習とは異なり，それぞれの立場と責任をもって働いている中へ特別に入り込んで体験学習することになる。したがって，これらの人々に感謝の気持ちを表し，日常の会釈，挨拶を忘れない。実習場所では全力を尽くし，学生だからという甘い意識をもって実習にあたらないことが重要である。心構えの基本は相手の立場に立って対処することである。

●時間を守る
　　実習施設では分きざみで仕事がなされている場合が多い。したがって，時間厳守が望まれる。10分前には必ず実習場所に到着し，実習ができる態勢を整えておくよう心掛ける。

●遅刻・欠席の場合は必ず連絡をする
　　所定の時刻に到着できない場合，あるいは，欠席する場合は必ず実習指導者，または関係者に事前に連絡を行う。

●挨拶をする
　　朝の挨拶，終業後の挨拶は，実習を円滑に行ううえで，必要不可欠なことである。明るく，笑顔で，はっきりと「おはようございます」「ありがとうございました。お先に失礼します」と挨拶をする。
　　また多少疲れていても，壁によりかかったり，腰掛けたり，しゃがんだりはつつしまなければならない。また，待合所等の椅子にむやみに腰掛けないこと。

●積極的な参加を心掛ける
　　予定の実習が終わっても，時間内においては「何かさせてもらえませんか」といった態度で積極的に参加する。

●実習中私語は慎む
　　実習中，特に患者や外部の人がいるときは，私語やむだ話をしてはならない。

●服装，身だしなみを整える
　　実習施設により若干異なる。以下はおおむね共通していると思われる内容である。これを参考に実習施設へ問い合わせて細部まで確認しておく。
　① 白衣を着用する。白衣の下の私服も清潔感があり，華美でないものを着用する。
　　・女子はひざ丈くらいのスカート，男子はズボンとし，ジーンズは好ましくない。ただし，厨房内作業時のジャージは可とする。
　　・病棟での実習時はストッキング（肌色に近いもの）を着用し，カラーソックス，生足はつつしむ。
　② 長い髪はきちんと束ねる。毛髪は染色しないこと。
　③ 爪は常に短く切り，マニキュア，指輪などもはずす。
　④ ピアス，イヤリングは装着しない。香水はつけないこと。

●医療人としての心構えをもつ
　　個人のプライバシーにかかわる情報を得た場合，絶対他人へは漏らさないことが大原則である（守秘義務）。以下の点に注意する。
　① 病名や治療・介護の内容は，関係者以外に聞こえるような状況では決して口にしない。廊下やエレベーター内での不要な会話はしない。
　② 実習するうえで必要となる情報は，ほとんどが個人情報である。カルテやコンピュータから得た情報は人の目に触れないよう厳重に管理する。
　③ 院内の掲示，食事箋などの資料を，スマートフォン，携帯電話等で撮影しない。撮影する場合は，許可をとる。
　④ レポートを書く際には，IDや氏名は必ず匿名化する。
　⑤ 見舞い客と思われる人から入院患者（入所者）の部屋を訪ねられることが予想されるが，知っていてもすぐに答えない。答えてよいかを職員に確認する。

●電話の受け方とかけ方

電話は日常業務と直接関係があるので，次のことがらをよく心得ておく。

① よく使う電話番号やファクシミリ番号はあらかじめ覚えておく。

② 長電話をしないよう簡潔に行う。

③ かける場合

相手の電話番号をよく確かめること。「もしもし，こちらは栄養部の実習生の○○ですが，○○先生はいらっしゃいますか」という具合にこちらが誰であるかを相手方に知らせ，自分が目的とする所へかかったかを確かめて話に入る。もし間違った場合は失礼のないようにていねいにお詫びをする。

④ 受ける場合

「ハイ，栄養部の実習生の○○でございます」という具合に相手が目的とした場所であることを告げる。同時に，自分が実習生であることを相手に伝え，判断に困るようなときは担当者と代わる。また用件が済んだら相手方が受話器を切ったのを確認してからこちらも切る。これは先方は用事があってかけてきたのであるから，十分に用件が完了したのかどうかの確認をすることでもある。

⑤ 指名した人が不在の場合

相手が指名した人が不在の場合，「ハイ，只今○○先生は席を空けておられますが…」または「只今○○先生は○○科へ行かれていますが…戻られましたらこちらからお電話を差し上げましょうか」，などと言い，その人に必ずメモを渡す。メモには，用件のほか受けた時刻と相手の名前を記す。指名した人が不在か否か不明で相手を待たせた場合，「大変お待たせいたしました」の一言を忘れないこと。

●エレベーター利用のマナーを身に付ける（大学と同じ気持ちでは乗らないこと）

① 常に患者，入所者を優先する。

② 率先してエレベーターの運転を受けもつ。

③ 乗り降りの際，親切に安全な乗り降りを誘導する。

④ 乗り降りの際，会釈や挨拶を交わすよう気を配る。

⑤ 寝台車・車椅子には率先して場所を譲る。

⑥ エレベーターの中で，寝台車・車椅子の患者や入所者を無遠慮に見下ろさない。

⑦ エレベーターの中で不必要な会話はしない。

⑧ できるだけ階段を使う。

⑨ エレベーターを待つ間，ソファーや椅子に座らない。

●実習室あるいは控室を利用するうえで注意したいこと

① 整理，整頓を心掛け，机，椅子等移動した場合は必ず元の状態に復元する。

② 不必要な会話はしない。

③ 掃除を心掛け，消しゴムの消しかすや紙ゴミなどの処理はそのつど責任をもって行う。

④ 実習中はスマートフォンおよび携帯電話の電源を切る。

⑤ 実習先では禁煙を守る。

1

医療施設の場合

1. 病者への医療従事者としての心構え

何らかの理由で病気になり，病院に入院するとき，私たちは病気による身体的苦痛や治療に対する不安だけではなく，日常の慣れ親しんだ生活環境ではない病院という異質な生活環境に対する違和感などをいだく。「完治に対する不安」「退院後，職場に戻れるだろうか」「私がいなくても家族の生活は大丈夫だろうか」といったさまざまな思いが心の中を交錯し，未知への不安と緊張，そして恐れにさらされている場合が多い。このことを十分に理解し，物心両面からの対応が重要となる。病者に対する人としてのやさしさと気配り，そして職業人としての確固たる意識と行動が何より重要である。

（1）生命倫理と人権

ここ数年来の医療技術の急速な発展は，患者にさまざまな問題を抱えさせることになった。すなわち臓器移植や，安楽死，遺伝子治療など，医療者側も患者側もヒトにかかわる問題は「知識や技術」だけでは解決できるものではなく，患者の人権や生命倫理についても真剣に考えなければならなくなっており，医師会などではすでに具体的な綱領が決議されている。管理栄養士，栄養士も「病めること，肉体的，精神的ならびに社会的に不安定な状況」にある人々の尊厳を守り，人間愛に基づいた強い倫理観をもって業務を遂行することが大切である。

●米国医師会

2000（平成12）年に米国医師会は「医の倫理原則」第一項において，「医師は人間の尊厳への同情の念を持って適切な医療を与えることに献身しなければならない」と提言している。医療倫理に関する国際規定，宣言では「患者の権利に関する権利宣言」が1981（昭和56）年，リスボン市で開催された世界医師会総会で採択され，1995（平成7）年9月改定されている（表1-1）。

●わが国の取り組み

日本医師会は2000（平成12）年4月1日「医の倫理綱領」を決議した。綱領には，「医学および医療は，病める人の治療はもとより，人びとの健康の維持もしくは増進を図るもので，医師は責任の重大性を認識し，人類愛を基にすべての人に奉仕するものである」と記されている。

日本看護協会では2003（平成15）年，新しい「看護者の倫理綱領」を発表し，人権や生命倫理，職業倫理に関する綱領がつくられた。

日本栄養士会でも栄養士憲章や管理栄養士・栄養士倫理綱領が定められた。

管理栄養士・栄養士倫理綱領は2002（平成14）年に制定され，その後数回の改訂がなされた。現行版は第4版　Ver.4_1（平成26年1月25日）である。冒頭には「本倫理綱領は，すべての人びとの「自己実現をめざし，健やかによりよく生きる」とのニーズに応え，管理栄養士・栄養士が，「栄養の指導」を実践する専門職としての使命と責務を自覚し，その職能の発揮に努めることを社

表1-1　リスボン宣言
（患者の権利に関する世界医師会リスボン宣言）

（1981年9月／10月世界医師会第34回総会で採択，1995年9月第47回総会にて改定）

> 原則
> 1. 良質の医療を受ける権利
> 2. 選択の自由の権利
> 3. 自己決定権
> 4. 意識喪失患者
> 5. 法的無能力患者
> 6. 患者の意思に反する処置・治療
> 7. 情報に関する権利
> 8. 秘密保持に関する権利
> 9. 健康教育を受ける権利
> 10. 尊厳を得る権利
> 11. 宗教的支援を受ける権利

※この原則には各項目に小項目が細部にわたって記入されている。

表1-2　管理栄養士・栄養士倫理綱領(第4版)Ver.4_1　抜粋

制定　平成14年4月27日
最終改訂　平成26年1月25日

> 1. 管理栄養士・栄養士は，保健，医療，福祉及び教育等の分野において，専門職として，この職業の尊厳と責任を自覚し，科学的根拠に裏づけられかつ高度な技術をもって行う「栄養の指導」を実践し，公衆衛生の向上に尽くす。
> 2. 管理栄養士・栄養士は，人びとの人権・人格を尊重し，良心と愛情をもって接するとともに，「栄養の指導」についてよく説明し，信頼を得るように努める。また，互いに尊敬し，同僚及び他の関係者とともに協働してすべての人びとのニーズに応える。
> 3. 管理栄養士・栄養士は，その免許によって「栄養の指導」を実践する権限を与えられた者であり，法規範の遵守及び法秩序の形成に努め，常に自らを律し，職能の発揮に努める。また，生涯にわたり高い知識と技術の水準を維持・向上するよう積極的に研鑽し，人格を高める。

会に対して明示するものである」とある（表1−2）。

（2）　インフォームドコンセント

　　患者には，自らの生命と健康をどうするかについて，自らで決定する権利がある。手術などに際し，医師が患者にその症状，治療法などの医療処置について十分に説明し，患者はその内容をよく理解し，納得したうえでその処置に同意し，医師はこの同意を得て治療を進めている。この「説明」と「同意」を「インフォームドコンセント」という。

　　1972（昭和47）年アメリカ病院協会によって，患者の権利として提唱されたもので，原義は「知らされたうえでの同意」という意味である。

（3）　クオリティ・オブ・ライフ（QOL）

　　生命の質，あるいは生活の質，「自分の生存状況についての，満足，生きがいなどの意識を含む全般的，主観的幸福度」と定義されている。QOL は日々変化し，それは多くの要素に左右される。例えば食事を摂ることができなかった人が「ほんの一口の食事が食べられた」ことで今までにない喜びと幸福を感じられれば，良質の QOL が得られたことになる。しかし欲求や関心は主観的なものであり，日々変化する。主としてその人がいま置かれている状況に，どの程度に折り合っているかによって決定するものである。QOL は外からは評価のできない主観的なものである。

　　QOL を考えるとき，これらを満たすことは QOL を改善することにつながる。患者に共通する心配事や関心事について，ピーター・ケイの『緩和ケア百科』では次のようにまとめられている。

表1−3　患者に共通する関心事

健康を取り戻すこと	医師への信頼	自立感の喪失	治療の効果
宗教または人生哲学	ケアへの不満	帰宅	死に行くこと
配偶者への心配	治療への不安	人を助けたい	平穏に死ぬこと
子どもへの心配	痛みへの緩和	身体機能不全	

（4）　ターミナルケア

●ターミナルケアとは（終末期医療，緩和医療，緩和ケア，ホスピスケアともいう）

　　もはや治癒が望めない終末期患者に対するケアであって，その目的は，終末期における肉体的苦痛，精神的苦痛，社会的苦痛，霊的苦痛などの患者の苦痛を和らげ，延命を図ることにある。単に病気の進行を遅らせるのではなく，患者の QOL を向上させるために身体的，精神的痛みをもった存在として全人的にとらえ，リハビリテーションやコミュニケーションを図り，心理的な支え，家族へのカウンセリングなどについても支援することである。

　　終末期患者は複雑なニーズをもっている。これに応えるためにはチームケアが重要となる。このケアグループは患者や家族を中心に彼らに最も近い存在にある主治医（病棟医），プライマリーナース（受け持ち看護師），次いでほかの医師や看護師，臨床心理士，管理栄養士，その他のコメディカルスタッフやボランティアなどによって構成される。

ターミナルケアにおける管理栄養士・栄養士の役割

①　食事と栄養面に起因するつらい症状を緩和する。
②　栄養失調の予防と改善を目指す。
③　食事を通じての生きる喜びを増大させる。
　食事は人生や社会，そして文化に同化しており，日常生活そのものともいえる。食事は単に生理的，栄養学的側面からのみ考えるのではなく，人間生活における重要な要素であり役割をもつもので，特にターミナルケアにおいては，後者の意味がより強調される。管理栄養士・栄養士である前に一人の人間として患者に接し，その知識や経験を役立てることができれば患者のケアにつながる。

---

2. 医療施設のしくみ

医療法は病院や診療所について定めている法律である。病院とは「医師又は歯科医師が，公衆又は特定多数人のため医業又は歯科医業を行う場所であって，20人以上の患者を入院させるための施設を有するものをいう」，一般診療所とは「医師又は歯科医師が医業又は歯科医業を行う場所（歯科医業のみは除く。）であって，患者の入院設備を有しないもの又は患者19人以下の入院施設を有するものをいう」，歯科診療所とは「歯科医師が歯科医業を行う場所であって，患者の入院設備を有しないもの又は患者19人以下の入院施設を有するものをいう」（医療法第1条の5）とされている。

（1） 医療施設とは

医療施設には病院，診療所，介護老人保健施設，介護医療院（2018年度新設）と助産所がある。厚生労働省2018（平成30）年の医療施設（動態）調査・病院報告の概況によると，2018年10月1日現在の医療施設数は181,408施設であり，そのうち，「休止・1年以上休診中」の施設を除いた「活動中の施設」は179,090施設（医療施設総数の98.7%）となっている。そのうち病院は，8,372施設であり1990（平成2）年以降減少している。

●病院の役割

規模によってさまざまであるが，ほぼ共通して，診療や看護を提供する病棟部門（入院機能）と診療部門（外来機能）がある。病棟部門として，衣食住に関する生活提供，診療部門では，予防や生活指導，往診や訪問診療，訪問看護，訪問リハビリなどの在宅機能，ドックや健診などの予防活動がある。

●病棟部門（入院機能）

適切な治療と看護・介護が行われ，快適で心おだやかな入院生活を送ってもらうことにある。患者の入院前の生活状況調査や臨床検査を行い，医師の指示により治療計画（クリニカルパスなど）が立案され，一刻も早い回復を目指して治療が開始される。

管理栄養士は入院患者の栄養状態評価に基づく入院期間中の栄養管理，ベッドサイド訪問など個別性を重視した栄養管理，適時・適温などアメニティに配慮した食事管理を行っている。治療が順調に進み，医師により退院可能と判断されれば退院となる。

●診療部門（外来機能）

包括的な診療と専門的な診療を組み合わせた医療が提供されることが望ましい。

初診，または再診時に診察券や保険証などを受付に出す。受付からカルテが診療科へ回され，診察，検査，処方などが終了すると，カルテは受付に戻り会計処理が行われる。近年では，オーダリングシステムなど，さまざまな電子システム化により，待ち時間の短縮が図られている。食事療法が必要な患者に対しては，各診療科の医師の指示により，管理栄養士が栄養教育指導を行っている。

病院機能評価

医療機関は，量的に整備すること以上に「質的な保証」や「質の向上」を目的としている。質の高い医療を効率的に提供するためには，病院の自助努力が最も重要であり，さらに効果的な取り組みとするために受審が有用となる。病院機能評価は，1997年4月の事業開始以降，医療環境や病院のニーズ等に応じて病院の機能をより適切に評価し，病院の質改善活動を支援している。第三者の立場で一定の基準に基づき，中立に医療施設を評価したものである。全国の約3割の病院が認定病院となっている。実施主体は，公益財団法人日本医療機能評価機構である。基準を満たしているとして認定を受けると5年間有効とされ，認定の更新には再審査が必要となる。

参考：病院機能評価ガイドブック（2019年3月）

（2） 医療施設の組織と診療・診療支援部門の役割

病院の組織は，規模や専門等によって異なるが，基本的には，診療部門，診療支援部門，看護部門，事務部門の4つの部門からなっている。診療部門には，内科・外科等各診療科（医局），放射線科，リハビリテーション科，病理診断科，救急診療科などがあり，診療支援部門には薬剤科，臨

図1-1　総合病院組織図（例）

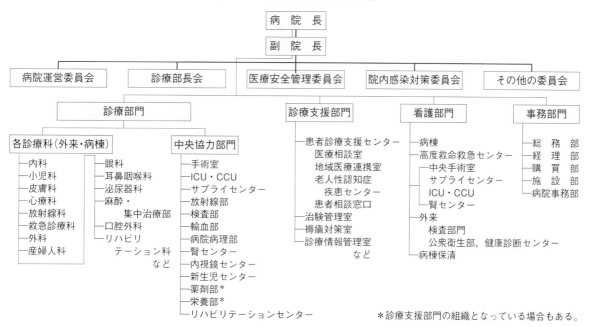

床検査科，臨床工学科，栄養科などが含まれる。看護部門は，外来，病棟部門，手術室，中央材料室などがある。事務部門は，医事，総務，経理（財務），購買，庶務，施設管理などの業務に分かれている。その他に，情報管理，企画，医療相談，在宅医療など種々の専門領域の担当がある。病院の規模により，集約され兼業する場合も多い（図1-1）。

●診療部門

〈医　局〉

　大病院では医師の専攻科目の構成単位として呼称されているが，一般の病院においては各科の医師が治療の合間に集まり，医療情報の交換や連携をとって，研修する場所を医局と呼んでいる。医療全体の高度化や患者の病気・病態の多様化に加えて，患者の病気に対する意識や知る権利などの要素が加わり，医師単独で医療を行うのではなく，多部門が連携して患者の社会復帰という目的に向かって，取り組むようになってきた。現在は，チーム医療体制を整備し，医師を取り巻くすべての職種が連携・協力して医療に取り組むようになってきた。

●診療支援部門

〈薬剤部門〉

　有効性，安全性，かつ品質が保証された医薬品を，適切な情報とともに提供している。薬剤師は日々，薬品管理・調剤・薬剤管理指導・薬品情報の入手・注射調剤・試験や研究という分野で研鑽を重ね業務に就いている。現在では，インフォームドコンセントが各部門で重要視され，薬剤に関しても処方されたとおりに投与するだけでなく，その内容・薬効を患者自身も確認し，納得したうえで薬剤治療を受けることができる。例えば，①医薬品の名前とその作用，②服用期間，③服用時の禁忌，④副作用の確認，対処，⑤文書情報などである。さらに，薬剤師が行う業務として期待されるのは，起こり得る副作用を未然に防ぐ努力，医薬品の情報提供と薬剤に関する知識の普及教育，医薬品が適正に使用されるよう行う服薬指導，医師との連携による薬剤情報提供，適正な薬剤使用の提案による薬剤費の削減や無駄のない医療費への貢献などである。

〈検査部門〉

　医師の指導監督下にあって採血業務が認められている。微生物学的検査・免疫学的検査・血液学的検査・病理学的検査・寄生虫学的検査・生理学的検査などを行い，臨床検査技師，衛生検査技師が従事している。

　生理学的検査は法律上，医療行為であるが，医師の補助として行う場合は以下の検査を臨床検査

技師が行うことができる。①心電図，②呼吸機能，③磁気共鳴画像，④心音図，⑤脳波，⑥眼底写真，⑦超音波（エコー），⑧毛細血管抵抗，⑨筋電図，⑩眼振電図，⑪経皮的血液ガス分圧，⑫基礎代謝，⑬重心動揺，⑭聴力検査，⑮脈波，⑯熱画像，⑰嗅覚検査，⑱電気味覚検査・味覚定量検査である。

〈放射線部門〉

医師の指示に基づき，診療放射線技師あるいは診療エックス線技師が業務を行う。診療エックス線技師はエックス線撮影（俗にいうレントゲン撮影のみ）を行い，診療放射線技師は，放射性同位元素を用いた治療や検査・画像撮影，電子装置を用いた治療，核磁気共鳴装置（MRI）を用いた画像撮影および一般のエックス線撮影を含む業務を行っている。病院によっては超音波検査や眼底検査などを放射線科が担当する場合もある。

〈リハビリテーション（リハビリ）部門〉

理学療法士（PT），作業療法士（OT），言語聴覚士（ST），視能訓練士，義肢装具士などの技術者がいる。それぞれ医師の指示のもと，身体あるいは精神に障害のある患者に対し，身体機能を回復させることを目的として訓練指導している。PT は，筋力増強訓練・歩行訓練・電気刺激・マッサージ・温熱などを利用して，障害者自身の意志で身体を動かすことができるよう訓練指導を行う。OT は，主として応用動作能力または社会適応力の回復を図るために，手芸・工作・土木・園芸・印刷・織物・絵画・音楽（最近ではパソコンなど）を利用した訓練を行う。視能訓練士は眼の機能異常の有無を検査し，視能の訓練指導を行う。ST は，音声・構音・言語および聴覚機能の向上や維持および嚥下訓練を行う。義肢装具士は身体に障害のある患者の義手義足，ギプスなどの採寸・製作・適合を行っている。これらの検査や訓練はそれだけでなく家族への助言なども行う。いずれの職種もリハビリの中では欠かせないものであり，これらの専門職が有機的に連携して，患者個々の状態に合わせた最善の方法で，リハビリを行い社会復帰を目指している。

●看 護 部 門

診療の補助業務，患者の身の回りのケアが重要な業務である。看護部内には看護師，看護補助者，保健師，助産師，介護福祉士，介護支援専門員などが含まれる場合もある。看護師の配置基準は，診療報酬の入院基本料と連動し，入院患者に対する看護師の人数に応じて，「15 対 1」「13 対 1」「10 対 1」「7 対 1」と 4 つに区分されている。診療に携わる医師より多い時間を患者とともに過ごす。また介護老人保健施設や介護医療院，療養型病床を有する施設においては介護福祉士という職種が活躍している。また 2000（平成 12）年 4 月から介護保険の導入により介護支援専門員（ケアマネジャー）も，医療関連施設の中で重要な役割を担っている。

●事 務 部 門

ハード面，ソフト面の両面からの管理を行う。近年の IT の流れの中で，経営企画・情報管理などのセクションを設けて，情報化の時代に対応する病院が増えている。医療事務は，「外来医事業務」，「入院医事業務」，医療費の請求に係る「保険請求業務」，病院の運営に必要な「医事統計業務」，外来・入院の診療録（カルテ），レントゲンフィルムの管理に係る「診療情報管理業務」などにより構成され，これらの業務を行う病院内の部署を医事課あるいは医務課と称している。それだけでなく事務業務は，総務課，人事課・経理課・庶務課・施設課・購買課などを行って，病院の理念の基，全体のマネジメントやサービス向上を目指して病院運営に取り組んでいる。

〈医療相談室〉

医療ソーシャルワーカー（MSW：medical social worker）が患者あるいは家族の抱える経済的，社会的，心理的および疾患などに対する相談を受け，病院やその他社会資源などの専門知識を利用して問題解決にあたるセクションである。病院においては入退院の相談窓口となり，また退院後の社会復帰・在宅医療への橋渡しとして，地域の医療・保健・福祉機関との連絡調整を行っている。

〈診療情報管理（室）〉

医療機関を受診したとき，最初にカルテ（診療録）をつくる部署である。

カルテには住所・氏名などの個人情報のほか，家族歴・既往歴・現病歴・経過記録・検査記録・手術記録・画像診断の記録など疾患についてのすべての記録が記載され，さらに，入院の場合にはその診療経過をまとめた入院診療概要（サマリー）も作成される。

これらカルテの記載，保存および記載事項については医師法や医師法施行規則に定められている。カルテは最終診療後5年間の保存が医療機関の管理者に義務付けられ，診療録（診療情報）管理室などで管理している。この管理には診療情報管理士という職種が従事している。

業務内容はカルテの点検で，診療を担当した医師・看護師等により，記載された内容が適切であるかどうか（現病歴・既往歴などが記載されているか，診療・手術・検査の記録が完備しているか，最終診断名が記載されているか）などについてチェックし，不備な場合は記録を補完，整備する。これらのカルテから得た病名などのデータを基に分類，集計し，医療統計や疾病統計を作成したものが，病院管理や公衆衛生のための資料となっている。

近年，診療情報開示のためにも，診療情報管理部門は「その体制の整備や適切な管理方法，診療情報の適切な管理や活用，診療の質の保証，記載の徹底」など精度の高いカルテ（診療情報）の整備が必須とされてきている。

（3） 栄養部門の役割

栄養部門には管理栄養士，栄養士，調理師，調理補助員などがいる。病院での栄養部門の役割には大きく2つあり，それは入院患者への食事提供と栄養食事指導・相談である。栄養士は100床以上の施設では1名の設置が標準となっている。

●食事提供

入院時における食事療養は病状に応じて適切に行われ，治療の一環でなければならない。この目的達成に向け食事内容の向上が図られている。そのためにはベッドサイド訪問による患者の病状，摂食能力，心理状態などの把握が必要で，患者のニードを踏まえた食事サービスが求められている。入院時食事療養制度の下では，入院中の食費は一部患者負担となっている。

食事計画の要素は大きく4つある。
① 栄養成分：エネルギーコントロール食，たんぱく質コントロール食，脂質コントロール食など
② 調理形態：口腔・咽頭障害者用の食事（とろみ・きざみ・流動），消化管の病態を基準とした食事（軟菜食），術後食など
③ ライフステージ：妊産婦食，シルバー食（高齢者），小児食，離乳食など
④ 味：食塩，甘味，酸味，香辛料

献立作成技術，食材管理，作業工程管理，衛生管理，労務管理，メニューの多様化，食事選択の拡大，食堂などの整備拡大など食事提供業務に関する管理能力を必要とする。

●栄養食事指導・相談（教育）

管理栄養士は医師の指示により栄養食事指導・相談（教育）を行う。一般には入院時，外来通院時，在宅訪問時に分けられる。保険医療機関では医師の指示箋により管理栄養士が栄養食事指導・相談（教育）を行うことで栄養食事指導料が算定できる。栄養食事指導・相談（教育）は個人やその家族を対象とした個人栄養食事相談，グループで行う集団栄養食事指導があり，患者の食事療法に対する動機付けを行い，コンプライアンスを高めることで教育（指導）効果をあげることができる。両者を適宜併用して行い，適切な食生活の習慣化が図られている。

●チーム医療における栄養部門の役割

患者にとって安全で効果的な治療計画が入院から退院まで一連の流れで実施されている（クリニカルパス）。一連の治療計画の中には食事の提供計画，栄養指導・相談（教育）計画も組み込まれている。また，NST（nutrition support team）が組織化され，医師，管理栄養士，看護師，薬剤師，検査技師などのチームワークにより栄養管理について検討して栄養状態を改善することで治療効果をあげている。管理栄養士は患者の栄養状態を評価・判定し，栄養管理法の提言，栄養ケアプラン作成など適正な栄養管理について情報提供を行っている。

（4） 各種の委員会とその役割

委員会の種類や名称，構成メンバー等は，医療施設により若干異なる。

●栄養管理委員会

栄養管理委員会は患者に対する栄養指導・相談および入院患者の給食に関する事項の審議や，関係部署との連絡調整の円滑化を図ることを目的として実施されている。

① 献立および栄養量に関すること　　② 食事材料，調理等の改善および衛生に関すること
③ 栄養治療の改善に関すること　　④ 給食施設および給食従事者の衛生に関すること
⑤ 栄養指導・相談に関すること　　⑥ その他栄養管理に関すること　など

●褥瘡対策委員会

院内褥瘡対策を討議・検討し，その効果的な推進を図ることを目的として設置されている。委員会は月1回程度開催され，褥瘡予防対策の確立に関すること，褥瘡予防の実施監視および指導に関すること，褥瘡予防にかかわる情報の収集に関することなどが検討される。その他褥瘡対策の勉強会などを実施し，褥瘡患者ゼロを目指している。

評価の方法　1. ブレーデンスケール【褥瘡危険要因】（図1-2）
　　　　　　 2. 診療計画書【日常生活自立度・一般危険要因】（ADL調査票　図1-3）
　　　　　　 3. 診療計画書【看護計画書】（図1-4）
　　　　　　 4. 診療計画書【DESIGN-R　2008年改訂版　褥瘡経過評価表】
　　　褥瘡発生時は，
　　　　　　 5. 褥瘡発生報告書および計画書にて速やかに報告する。

●医療安全対策委員会

施設内でのヒヤリ・ハット事象等の収集・分析を通じてそれらを把握し，適切な報告システム等の安全管理体制を確立し，また医療安全管理のための研修（勉強会）を計画的に実施して，医療事故『ゼロ』を目指している。医療事故防止マニュアルを作成して医療事故防止体制を確立し，安全かつ適正な医療を患者に提供できるように努めている（図1-5）。

●院内感染対策委員会

医療が高度化するにつれ，さまざまな感染症が重要な問題となっている。医療施設においてメチシリン耐性黄色ブドウ球菌（MRSA），バンコマイシン耐性腸球菌（VRE），緑膿菌，セラチア菌などの細菌感染，あるいは結核やインフルエンザウイルスの同時多発感染や死亡事例が発生し，医療施設内感染症（いわゆる病院内感染症）への対策が急務となっている。感染症対策チーム（ICT）を組織し感染制御活動を行っている。その主な内容は以下の項目である。

・病院内感染症サーベイランス　　　　　　　　・職員の感染症対策の啓発
・感染症診断治療に関するコンサルテーション　・職員の感染症安全管理
・病院内感染症防止のための病院環境整備

●その他の委員会

〈クリニカルパス委員会（図1-6）〉

委員会では，パス表（p.21図1-8）の作成，実施，評価分析，修正を積極的に進めていく。委員会メンバーは，管理者（部長），各部門の代表者で構成され，バリアンスグループ，アウトカムグループ，パス利用率グループなどに分かれ調査・分析が行われ，委員会で報告・検討される。

〈治験審査委員会〉

「治験」とは「薬の候補」が厚生労働省に「薬」として認めてもらうために，患者や健康人に協力してもらい，効き目や安全性を調べ，それが本当に治療薬として使えるかどうかを確かめる試験のことである。「副作用の起こる危険性はどれくらいあるのか」ということを証明する資料の提出を求めて，審査する。

〈その他〉

これまであげた以外にも，医療チームや医療センターの資質向上・効率的運営に関する委員会や，

図1－2　ブレーデンスケールの評価表

患者氏名：＿＿＿＿＿＿＿＿　　評価者氏名：＿＿＿＿＿＿＿＿　　　　　　　　　　評価日（　／　）（　／　）

知覚の認知	1．全く知覚なし 痛みに対する反応（うめく，避ける，つかむなど）なし。この反応は意識レベルの低下や鎮静による。あるいは，身体のおおよそ全体にわたり痛覚の障害がある。	2．重度の障害あり 痛みにのみ反応する。不快感を伝えるときは，うめくことや身の置き場なく動くことしかできない。あるいは，知覚障害があり，身体の1/2以上にわたり痛みや不快感の感じ方が完全ではない。	3．軽度の障害あり 呼びかけに反応する。しかし，不快感や体位変換のニードを伝えることがいつもできるとはかぎらない。あるいは，いくぶん知覚障害があり，四肢の1，2本において痛みや不快感の感じ方が完全ではない部分がある。	4．障害なし 呼びかけに反応する。知覚欠損はなく，痛みや不快感を訴えることができる。		
湿潤	1．常に湿っている 皮膚は汗や尿などのために，ほとんどいつも湿っている。患者を移動したり，体位変換するごとに湿気が認められる。	2．たいてい湿っている 皮膚はいつもではないが，しばしば湿っている。各勤務時間内に少なくとも1回は寝衣寝具を交換しなければならない。	3．ときどき湿っている 皮膚はときどき湿っている。定期的な交換以外に，1日1回程度，寝衣寝具を追加して交換する必要がある。	4．めったに湿っていない 皮膚は通常乾燥している。定期的に寝衣寝具を交換すればよい。		
活動性	1．臥床 寝たきりの状態である。	2．坐位可能 ほとんど，またはまったく歩けない。自力で体重を支えられなかったり，椅子や車椅子に座るときは，介助が必要であったりする。	3．ときどき歩行可能 介助の有無にかかわらず，日中ときどき歩くが，非常に短い距離に限られる。各勤務時間内に，ほとんどの時間を床上で過ごす。	4．歩行可能 起きているあいだは少なくとも1日2回は部屋の外を歩く。そして少なくとも2時間に1度は室内を歩く。		
可動性	1．全く体動なし 介助なしでは，体幹または四肢を少しも動かさない。	2．非常に限られる ときどき体幹または四肢を少し動かす。しかし，しばしば自力で動かしたり，また有効な（圧迫を除去するような）体動はしない。	3．やや限られる 少しの動きではあるが，しばしば自力で体幹または四肢を動かす。	4．自由に体動する 介助なしで頻回にかつ適切な（体位を変えるような）体動をする。		
栄養状態	1．不良 決して全量摂取しない。めったに出された食事の1/3以上を食べない。タンパク質・乳製品は1日2皿（カップ）分以下の摂取である。水分摂取が不足している。消化態栄養剤（半消化態，経腸栄養剤）の補充はない。あるいは，絶食であったり，透明な流動食（お茶，ジュースなど）なら摂取する。または末梢点滴を5日間以上続けている。	2．やや不良 めったに全量摂取しない。ふだんは出された食事の約1/2しか食べない。タンパク質・乳製品は1日3皿（カップ）分以下の摂取である。ときどき消化態栄養剤（半消化態，経腸栄養剤）を摂取することがある。あるいは，流動食は経管栄養を受けているが，その量は1日必要摂取量以下である。	3．軽度の障害あり たいていは1日3回以上食事をし，1食につき半分以上は食べる。タンパク質・乳製品は1日4皿（カップ）分摂取する。ときどき食事を拒否することもあるが，勧めれば通常摂取する。あるいは，栄養的におおよそ整った経管栄養や高カロリー輸液を受けている。	4．障害なし 毎食おおよそ食べる。通常はタンパク質・乳製品は1日4皿（カップ）分以上摂取する。ときどき間食（おやつ）を食べる。捕食する必要はない。		
摩擦とずれ	1．問題あり 移動のためには，中程度から最大限の介助を要する。シーツでこすれずに身体を移動することは不可能である。しばしば床上や椅子の上でずり落ち，全面介助で何度も元の位置に戻すことが必要となる。痙攣，拘縮，振戦は持続的に摩擦を引き起こす。	2．潜在的に問題あり 弱々しく動く，または最小限の介助が必要である。移動時皮膚は，ある程度シーツや椅子，抑制帯，補助具などにこすれている可能性がある。たいがいの時間は，椅子や床上で比較的よい体位を保つことができる。	3．問題なし 自力で椅子や床上を歩き，移動中十分に身体を支える筋力を備えている。いつでも椅子や床上でよい体位を保つことができる。			
					Total	Total

＊Copyright：Braden and Bergstrom, 1988
訳：真田弘美（金沢大学医学部保健学科），大岡みちこ（North West Community Hospital, U.S.A.）

図 1-3　ADL 調査票（例）

年　　　月　　　日

ご利用者　　　　　　　　　　　　様　　　　　　　　ご記入者　　　　　　　　　　　　　　　様

（続柄・職種　　　　　　　　　　　）

項　　目		レ　ベ　ル		内　　容	備　考
食　　事	自　　立	一部介助	全　介　助	形態　主食（ ご飯 ・ 粥 ・ ミキサー ・ 経管栄養 ） 　　　　　副食（ 普通 ・ 一口大 ・ ミジン ・ ミキサー ） むせ込み（ 有 ・ 無 ）　食欲（ 有 ・ 無　　　割 ） 治療・禁止食（　　　　　　　　　　　　　 ） 使用具（ 箸 ・ スプーン ・ その他『　　　 』）	
移　　動	自　　立	一部介助	全　介　助	杖 ・ 歩行器 ・ 車椅子 ・ 装具	
移　　乗	自　　立	一部介助	全　介　助		
立位保持	自　　立	一部介助	全　介　助		
座位保持	自　　立	一部介助	全　介　助		
寝返り	自　　立	一部介助	全　介　助		
排　　泄	日中 自　　立	一部介助	全　介　助	トイレ ・ ポータブルトイレ ・ 尿器 オムツ（ オムツ ・ 紙パンツ ・ 尿取りパット ）	
	夜間 自　　立	一部介助	全　介　助	トイレ ・ ポータブルトイレ ・ 尿器 オムツ（ オムツ ・ 紙パンツ ・ 尿取りパット ）	
				バルーンカテーテル ・ ストマ 尿失禁（ 有 ・ 無 ）　便失禁（ 有 ・ 無 ） 尿　意（ 有 ・ 無 ）　便　意（ 有 ・ 無 ）	
入　　浴	自　　立	一部介助	全　介　助	一般浴 ・ 中間浴 ・ 機械浴 ・ 清拭	
更　　衣	上衣 自　　立	一部介助	全　介　助		
	下衣 自　　立	一部介助	全　介　助		

意思疎通	普通 ・ 困難（具体的な様子：　　　　　　　　　　　　　　　　　　　　　　　　　　　　　 ）
視力障害	無 ・ 有 （具体的な様子：　　　　　　　　　　　　　　　　　　　　　　　　　　　　　 ）
聴力障害	無 ・ 有 （具体的な様子：　　　　　　　　　　　　　　　　　　　　　　　　　　　　　 ）

痴呆症状	無 ・ 有 （具体的な様子：　　　　　　　　　　　　　　　　　　　　　　　　　　　　　 ）

行　動	徘徊	帰宅願望	介護拒否	大声・奇声	妄想・幻覚	暴力・暴言	不潔行為	昼夜逆転	性的行為	異　食	盗　食	収集行為
	具体的な様子と頻度											

その他何かございましたらご記入ください。

図1-4　褥瘡対策に関する診療計画書（例）

氏　名　　　　　　　　　　　　　　　　殿　　男・女　　　　病　棟　　　　　　　　　　　　　　　計画作成日

明・大・昭・平　　年　月　日　生　　　　（　　歳）　　記入医師名
　　　　　　　　　　　　　　　　　　　　　　　　　　　　記入看護師名

褥瘡の有無　　1. 現在　なし　あり　（仙骨部、坐骨部、尾骨部、腸骨部、大転子部、踵部、その他（　　））　　　褥瘡発生日
　　　　　　　2. 過去　なし　あり　（仙骨部、坐骨部、尾骨部、腸骨部、大転子部、踵部、その他（　　））

＜日常生活自立度の低い入院患者＞

危険因子の評価	日常生活自立度	J（1,2）	A（1,2）	B（1,2）	C（1,2）		対処
	・基本的動作能力　（ベッド上　自力体位変換）			できる		できない	「あり」もしくは「できない」が1つ以上の場合、看護計画を立案し実施する
	（イス上　坐位姿勢の保持、除圧）			できる		できない	
	・病的骨突出			なし		あり	
	・関節拘縮			なし		あり	
	・栄養状態低下			なし		あり	
	・皮膚湿潤（多汗、尿失禁、便失禁）			なし		あり	
	・皮膚の脆弱性（浮腫）			なし		あり	
	・皮膚の脆弱性（スキン-テアの保有、既往）			なし		あり	

＜褥瘡に関する危険因子のある患者及びすでに褥瘡を有する患者＞　　　　　　　　　　　　　　　　　※両括弧内は点数

褥瘡の状態の評価〈DESIGN-R〉	深さ	(0)皮膚損傷・発赤なし	(1)持続する発赤	(2)真皮までの損傷	(3)皮下組織までの損傷	(4)皮下組織をこえる損傷	(5)関節腔、体腔に至る損傷	(U)深さ判定が不能の場合	合計点
	滲出液	(0)なし	(1)少量：毎日の交換を要しない		(3)中等量：1日1回の交換		(6)多量：1日2回以上の交換		
	大きさ(cm²) 長径×長径に直交する最大径 （持続する発赤の範囲も含む）	(0)皮膚損傷なし	(3)4未満	(6)4以上16未満	(8)16以上36未満	(9)36以上64未満	(12)64以上100未満	(15)100以上	
	炎症・感染	(0)局所の炎症徴候なし	(1)局所の炎症徴候あり（創周辺の発赤、腫脹、熱感、疼痛）		(3)局所の明らかな感染徴候あり（炎症徴候、膿、悪臭）		(9)全身的影響あり（発熱など）		
	肉芽形成 良性肉芽が占める割合	(0)創閉鎖又は創が浅い為評価不可能	(1)創面の90%以上を占める	(3)創面の50%以上90%未満を占める	(4)創面の10%以上50%未満を占める	(5)創面の10%未満を占める	(6)全く形成されていない		
	壊死組織	(0)なし	(3)柔らかい壊死組織あり		(6)硬く厚い密着した壊死組織あり				
	ポケット(cm²) 潰瘍面も含めたポケット全周（ポケットの長径×長径に直交する最大径）-潰瘍面積	(0)なし	(6)4未満	(9)4以上16未満		(12)16以上36未満		(24)36以上	

※該当する状態について、両括弧内の点数を合計し、「合計点」に記載すること。ただし、深さの点数は加えないこと。

看護計画	留意する項目		計画の内容
	圧迫、ズレ力の排除 （体位変換、体圧分散寝具、頭部挙上方法、車椅子姿勢保持等）	ベッド上	
		イス上	
	スキンケア		
	栄養状態改善		
	リハビリテーション		

［記載上の注意］
1　日常生活自立度の判定に当たっては「「障害老人の日常生活自立度（寝たきり度）判定基準」の活用について」
　　（平成3年11月18日　厚生省大臣官房老人保健福祉部長通知　老健第102-2号）を参照のこと。
2　日常生活自立度がJ1～A2である患者については、当該評価票の作成を要しないものであること。

出典）日本褥瘡学会編集：『褥瘡関連項目に関する指針』，昭林社（2018）

図1-5　安全性管理対策組織体制（例）

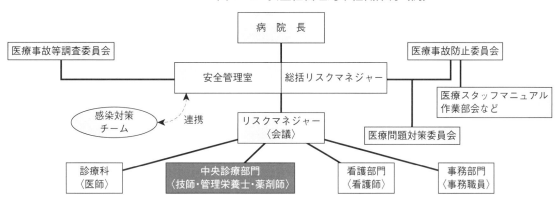

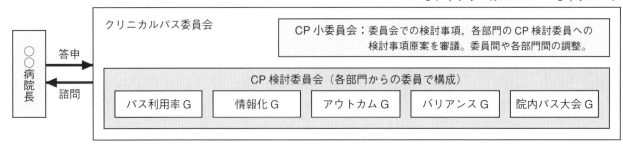

図1-6　クリニカルパス委員会の構成図（例）

CP；クリニカルパス　　G；グループ

職員や研修生教育に関する委員会など施設の実用に合わせて委員会が組織されている。

その他の委員会の例：NST委員会，倫理委員会，個人情報保護委員会，衛生委員会，広報委員会，情報誌システム管理委員会，診療情報委員会，腎センター委員会，通院治療センター委員会，がんセンター運営員会，災害安全対策委員会，病床運営委員会，サービス向上委員会，職員教育委員会，臨床教育委員会，研修生教育委員会，ハラスメント委員会など

（5）病診連携

医療を担う病院と診療所が密接な連携（病診連携）を保ち，継続的で良質な医療を提供することが時代の要請となっている。

地域医療連携室は地域医療支援センターに包括・強化して，紹介患者の受診調整・逆紹介支援をはじめとして，登録医との共同診療，高額医療機器共同利用，院内研修・症例検討会および入院患者の医療・保健・福祉等に関する相談等を主たる業務として行っている（図1-7）。

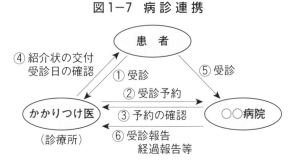

図1-7　病診連携

3.　医療における管理栄養士の位置付け

管理栄養士は疾病治療と合併症予防に向け，臨床栄養管理を積極的に実施しなければならないが，そのためには医師や医療専門職種の看護師，薬剤師，臨床検査技師，PT，MSWなどとの連携を図り，患者の正確な情報の共有と，意思統一を図ることのできるスキルをもつことが必要である。

チーム医療を推進するためには共通の情報［主訴，現病歴，現在の病態，システムレビュー（問診），患者背景，既往歴，家族歴，身体検査と所見，経過記録など］を把握し，専門分野についての責任と権限をもち，各々の役割を尊重し，問題の提言や報告を行う。管理栄養士は患者の栄養評価，栄養補給（栄養・食事療法），栄養教育を実施してその成果についてほかのチームスタッフに情報提供する。

チームアプローチには外来と入院があり，各医療機関によりチーム医療のシステムは異なる。

（1）チーム医療

●カンファレンス　カンファレンスとは患者の病状や問題点，治療計画・治療方法について，問題解決の方法を各医療チームで検討する場で，各診療科単位で週1回1～2時間位実施されている。例えば，外科カンファレンスの場合，医師により図・写真などを用いて手術方法の解説と注意事項があり，経過予測の説明がされる。患者担当の看護師からは術前の心身の状態，術後合併症の微症状の早期対応や各種ドレーンの挿入による苦痛の対応，栄養・脱水状態や入院生活など全般的な看護上の問題点の提言があり，薬剤師からは薬剤・服薬における問題点，MSWからは社会的・福祉的・経済的対応の提議がなされる。

管理栄養士は患者の栄養状態や栄養摂取状況などの問題点を提言し，医療スタッフと共に問題解決を図る。事前に得た診療録からの患者の基礎情報，病棟訪問（患者面談）による情報から栄養評価を行いカンファレンスに参加する。

●NST（nutrition support team）　NST は疾病治療の基本である栄養状態を良好にするために栄養治療を積極的に行い，患者の QOL の改善，合併症リスクの改善，医療の質の向上，医療費削減などの経済効果を図ることができる。各医療スタッフは高度な専門的知識と技術が要求される。静脈栄養・経腸栄養が中心に進められているが，経口栄養へ移行することで患者の QOL はより高まる。

〈NST の構成〉　組織構成は各医療施設により異なるが，医療機関の管理・経営者や，所定の研修を受けた医師と，管理栄養士，看護師，薬剤師の配置が必須となっていて，その他，ST，OT，歯科などの専門職が栄養ケア目標や問題点を共有し，進められている。

〈管理栄養士の役割〉　栄養にかかわる評価と栄養補給量と補給法の管理である。例を表 1-4 に示す。栄養アセスメントを実施し，病態・症状，身体計測，食事摂取状況のチェックと栄養補給量の把握，栄養状態と病態に関連した臨床検査データ（生化学検査，血算，免疫能）などから総合評価判定ができることと，個々の栄養必要量の算出と適正な栄養補給法の提案である。

表 1-4　管理栄養士の役割（例）

- 担当患者のモニタリングとアセスメント（問題症例の抽出・回診での提示）
- 担当病棟回診への参加
- 栄養評価と栄養摂取状況に基づいた栄養療法の提示・問題点の抽出
- 栄養療法に伴う合併症の早期発見・予防
- 患者・家族への食事指導・疑問点への回答
- 栄養療法関連製剤の情報提供，新しい栄養知識の習得と啓発

●**回復期リハビリテーション病棟での栄養管理**　回復期リハビリテーション病棟では，栄養管理の必要な入院患者に適切に介入できる専任管理栄養士の病棟配置が進められている。患者ごとのリハビリテーション実施計画書が作成され，管理栄養士を中心に栄養状態の確認と定期的な再評価と見直しが行われている。2020（令和 2）年度からは，回復期リハビリテーション病棟入院料 1 においては専任配置，2 以降では努力義務となり，栄養管理が必要な患者に重点的にきめ細やかな栄養介入できる体制づくりへの充実が図られている。

●**外来化学療法室での栄養管理**　がんに関する専門的知識を有した管理栄養士が外来化学療法室に配置され，専門知識を持つ看護師（がん看護専門看護師）や薬剤師（がん専門薬剤師）等と協働して，がん患者の栄養管理が行われている。患者の症状を考慮した栄養食事指導を実施することで，食事からの必要栄養量の摂取量が維持され体重を維持することができる。短時間の栄養指導でも，月に 2 回以上の指導を行うことが診療報酬上で評価されている。20 分以上という制約がなくなり，化学療法の副作用により短時間であれば栄養指導を受けることができる患者に対しても，個々の状況にあわせてきめ細やかな継続的した栄養管理が実施されている。2022（令和 4）年度診療報酬改定で，外来栄養食事指導料への算定要件が拡充された（p. 61 参照）。

●**特定集中治療室（ICU：intensive care unit）における栄養管理**　患者の「早期離床」，「在宅復帰を推進」する観点から，特定集中治療室（ICU）において，早期経腸栄養を開始することが推奨され，24 時間，遅くとも 48 時間以内に経腸栄養を開始することで，死亡率の低下や平均在院日数の減少を図ることが，QOL の維持や改善につながる取り組みとして期待されている。経腸栄養に関する十分な知識を有する管理栄養士が ICU に積極的に関わり，栄養管理をすることが期待されている。この栄養管理を実施した場合に，早期栄養介入加算として診療報酬で評価される。

●**摂食嚥下支援チーム**　医師，看護師，ST，管理栄養士などの医療スタッフで構成される。摂食機能または嚥下機能の回復が見込まれる患者に対して，嚥下造影検査（VF），内視鏡下機能検査（VE）の結果に基づいた摂食嚥下支援計画書を作成し，支援チームによる効果的な介入により摂食・嚥下機能の回復を図り，経口摂取の回復を促進する。週 1 回以上のチームカンファレンスが行われ，計画書や嚥下調整食の見直しが行われている。摂食・嚥下障害は，高齢者の低栄養や誤嚥性肺炎の原因となっていて，所定の要件を満たすことで摂食嚥下機能回復体制加算として診療報酬が算定され

る。このチームには，専任の管理栄養士の参画が必須となっている。

●**緩和ケアチーム**　緩和ケアは，生命を脅かす病に関連する問題に直面している患者とその家族に対して，痛みや身体的，心理社会的・スピリチュアルな問題を早期に見出し的確に評価して対応することで，苦痛を予防し，和らげることを通して QOL を向上させるアプローチとされている。このチームに管理栄養士が参加し，患者の病状や希望に応じた栄養食事管理が行われている。がん，後天性免疫不全症候群（AIDS），末期心不全患者への取り組みが期待されている。管理栄養士がこれらの患者に対して個別栄養食事管理を行うことで個別栄養食事管理加算（70点）を算定できる。

●**褥瘡チーム**　褥瘡チームは NST のワーキングチームのひとつでもある。褥瘡は長期間の臥床により，背・仙骨部・腸骨稜部・足踵などの長期間圧迫されている部位に生ずる難治性潰瘍である。

　　褥瘡の予防と治療では，以下の点に留意し改善を図る。

> ①体圧迫の管理（体位変換を頻繁に行う）
> ②装具・衣類・寝具などによる摩擦を避ける
> ③局所のスキンケア（湿潤・不衛生・不潔の改善）に努める
> ④栄養管理を徹底する

　　診療報酬では入院基本料の算定にあたり褥瘡対策として，以下の要件等が定められている。

> ①専任の医師，褥瘡看護に関して臨床経験を有する専任の看護師からなる褥瘡チームを設置していること
> ②日常生活の自立度が低い患者につき，褥瘡対策に関する診療計画（クリニカルパス）を作成し，実施および評価を行う
> ③患者の状態に応じて体圧分散式マットレスなどを使用するなどの体制が整えられていること

〈**管理栄養士の役割**〉　低栄養状態では発生率が高く，重症化した褥瘡では治癒が難しい。栄養管理は医療スタッフとコミュニケーションを図りながら，創傷治療に影響する栄養素と栄養状態の把握，本人や家族からの食生活・食習慣・食環境・嗜好・食事摂取量などの情報を把握し，身体計測・臨床検査データなどから栄養評価を行い，適切な栄養量と栄養補給法（経口，経口と経管栄養，経管栄養，消化管の閉塞など経腸が難しい場合は完全静脈栄養）の選択を検討し提言する。

　　褥瘡対策に関する診療計画書が日本褥瘡学会より示されている（図1-4）。危険因子の評価の項にある栄養状態低下，看護計画の項の栄養状態改善は入院時の栄養スクリーニングにより管理栄養士が評価し，栄養ケアが実施されていなければならない。適切な栄養管理業務（NCM）の推進がなされている施設ではすでに褥瘡対策・PEM（たんぱく質・エネルギー栄養障害）対策に管理栄養士が取り組んでいる。

（2）　クリニカルパス（クリティカルパス）と栄養管理

　　クリニカルパスは医療の質の標準化と作業の効率化と入院日数の短縮を目的としている。各疾患の症例類型，治療内容のスケジュールを縦軸に，時間を横軸にした診療計画一覧表である。各医療機関の理念・システム・スタッフ・設備などと各疾患により固有のクリニカルパスがつくられ，医療スタッフ用と患者への情報公開用（図1-8）がある。医療業務の煩雑化によるミス・トラブルの改善，診療報酬の急性期入院加算の要件として「詳細な入院診療計画（クリニカルパス）」の作成が求められている。

　　クリニカルパスの基本的なコンセプトとして，①根拠に基づいて作成，②根拠に基づいて使用，③情報を開示，④アウトカムの設定，⑤臨床インディケーターでの評価，⑥バリアンスの収集，⑦リスク・マネジメントに生かす，⑧特定機能病院における診療群別包括払い（DPC：diagnosis procedure combination）に対応，⑨医療連携に応用，⑩電子化などが考えられている。

　　また，クリニカルパス作成のポイントは，①疾患別・処置別に作成，②横軸に時間軸，縦軸にケアカテゴリー・部門別カテゴリーを配した時間割表，③入院期間の設定，④時間割に薬剤，検査，

図 1-8　患者用のパス（クアーパレットと名付けられている）（例）

胃全摘切除術を受けられる患者様へ

日　付		手術前日まで	手術前日	手術当日（　/　）		手術後 5・6 日目	手術後 7 日目	手術後 8 日目	手術後 9〜16 日目
				術　前	術　後				
検　査		採血／尿・便検査／心電図／胸部・腹部レントゲン／CT／注腸／内視鏡／超音波／腎機能	・麻酔科受診があります				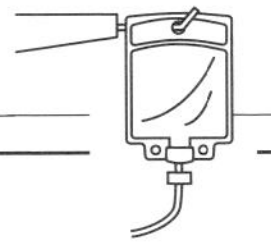		
治療・薬剤		・お飲みになっているお薬があればお知らせください 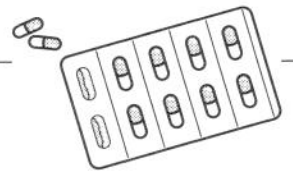	・14 時　下剤を飲みます ・21 時　下剤を飲みます	・手術のため点滴をします		・点滴をします			・手術後 13 日まで点滴があります
処　置			・抗生剤テストをします ・剃毛をします 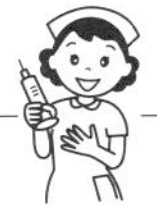	・午前中浣腸します ・手術着に着替えます［化粧・下着・入れ歯・コンタクト・ヘアピンを取ります］		・お腹の管を抜きます ・背中の管を抜きます	・半抜糸をします	・全抜糸をします ・お腹の管を抜きます	
安静度		・制限はありません ・長時間病室を離れるときはお知らせください			・手術後はベッド上安静です。自由に起きたりすることはできません	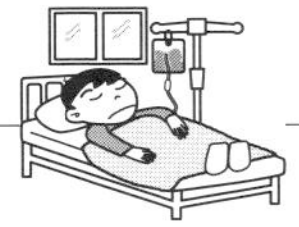			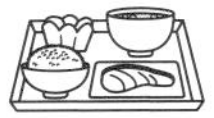
食　事		・医師より指示された食事をしていただきます	・指示された食事以外は食べられません ・21 時以降は飲んだりすることもできません	・絶飲食になります 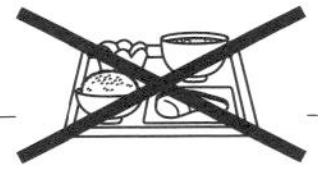				・食事が始まります（流動食）	・10 日目　3 分粥食 ・11 日目　5 分粥食 ・13 日目　7 分粥食 ・15 日目　全分粥食
清　潔		・手術まではシャワー浴ができます	・剃毛後シャワー浴をしてください ・洗髪、爪切りをしてください			・希望があれば洗髪をします	・下半身シャワー浴ができます	・ガーゼがとれれば入浴できます	
説　明		・病院案内・病棟案内をします ・手術に必要な書類の確認と手術前のオリエンテーションをします ・禁煙をしていただきます ・必要に応じて栄養評価を行います	・手術に必要な物品の確認をします ・下字帯・腹帯には名前を書いてください	・吸入指導をします ・痛み・吐き気・発熱などについても呼んでください。必要により、お薬を使います		・吸入をします	・管理栄養士による食事指導があります 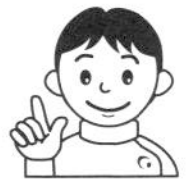	・管理栄養士による退院後の食事のとり方についての栄養指導があります ・主治医による病理結果の説明があります ・薬剤師による服薬指導があります

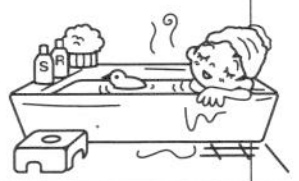

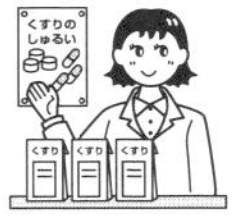

お名前　　　　　　　　　お部屋番号　　　　　　　　

主治医
受け持ち看護師
担当薬剤師
担当管理栄養士

○○大学付属病院△△科□□病棟

処置，栄養，症状チェックなど漏れなく記載，⑤アウトカム（期待される成果）項目の記載，⑥バリアンス（逸脱）の記載，⑦患者用アウトカムの作成，⑧原価計算（人件費・材料費）などである。

4.　栄養アセスメントを知る

　　栄養アセスメントとは，個人または集団の栄養状態を種々の栄養指標を用いて客観的に判定することである。栄養状態の変化は身体の一部分だけに起こるとは限らず，また特定の検査値だけでは判定できないため，食事摂取調査，身体計測，生化学検査，臨床所見などから総合して評価する。

●栄養アセスメントの目的

　　栄養アセスメントの目的は，対象の栄養障害の有無を決定し，栄養療法の決定を行い，適切な栄養ケアにより治療効果をあげたり，予後の予測，再発を予防することである。

●栄養ケアとアセスメント

　　①栄養スクリーニングにより栄養ケアを必要とする対象を選び出し，②栄養・食事摂取調査，身体計測，生化学検査等の指標を用いて栄養アセスメントして，③栄養ケアプランを作成する。④栄養療法〔栄養補給，栄養指導・相談（教育）〕を実施し，その結果をモニタリングして再評価する，これら一連の流れが栄養ケアで，一定期間終了後あるいは目標達成時に栄養ケアの成果を評価する。

（1）　栄養スクリーニング

　　入院後，おおむね48時間以内に身体測定や臨床検査データを用いず，病歴や身体所見による簡便な評価を行う。一般的に用いられているのが主観的包括的評価（SGA：subjective global assessment）（図1−9）で，栄養状態良好（A），中等度栄養不良（B），高度栄養不良（C）の3段階で評価する。一般に中等度栄養不良，高度栄養不良が栄養ケアの対象とされる。また，体重減少と食欲の状況で行う，より簡便な方法もある。

（2）　栄養アセスメント

●栄養・食事摂取調査

　　食事のとり方が栄養状態へ与える影響は大きい。食生活状況も含めてより正確に把握できる方法を選択する。栄養・食事摂取調査方法には，24時間食事思い出し法，食物記録法，食物摂取頻度調査法（FFQ：food frequency questionnaire），食履歴法（dietary history），陰膳法等がある。普通に生活している人々の栄養素摂取量は，一定のパターンをとりながら日間変動している。これらの方法を単独あるいは組み合わせて調査する。

図1−9　主観的包括的栄養評価（SGA）

A．病　歴
1．体重の変化
　　過去6カ月間の体重減少：＿＿＿＿kg　　減少率(%)＿＿＿＿
　　過去2週間における体重変化：＿＿＿＿kg
　　　　　　　増加＿＿＿　変化なし＿＿＿　減少＿＿＿
2．通常時と比較した場合の食物摂取の変化
　　変化なし＿＿＿
　　変化（期間）：月＿＿＿週＿＿＿
　　タイプ：適正レベルに近い固形食＿＿＿　完全液体食＿＿＿
　　　　　　低カロリー液体食＿＿＿　飢餓＿＿＿
3．消化器症状（2週間の持続）
　　なし＿＿＿悪心＿＿＿嘔吐＿＿＿下痢＿＿＿食欲不振＿＿＿
4．機能状態（身体検査，作業能力）
　　機能不全なし＿＿＿＿
　　機能不全（期間）：月＿＿＿週＿＿＿
　　タイプ：日常生活可能＿＿＿歩行可能＿＿＿寝たきり＿＿＿

5．疾患および栄養必要量との関係
　　初期診断：＿＿＿＿＿
　　代謝需要／ストレス：なし＿＿＿軽度＿＿＿中等度＿＿＿
　　　　　　　　　　　　極度＿＿＿
B．身体症状（スコアによる評価：0＝正常；1＋＝軽度；
　　　　　　　　　　　　　　　2＋＝中等度；3＋＝高度）
　　皮下脂肪の減少（三頭筋，胸部）＿＿＿＿＿
　　筋肉消失（四頭筋，三角筋）＿＿＿＿＿
　　踝部浮腫＿＿＿＿　仙骨浮腫＿＿＿＿　腹水＿＿＿＿
C．主観的包括的評価
　　栄養状態良好　　A　＿＿＿＿＿
　　中等度栄養不良　B　＿＿＿＿＿
　　高度栄養不良　　C　＿＿＿＿＿

●身 体 計 測

　　身体計測は，簡便で検査に苦痛を伴わないなどの利点があり，スクリーニングやモニタリングにおける栄養状態の評価に用いられる。表1-5は身体計測の項目と方法である。

表1-5　身体計測の主な項目と方法

項　目	方　法
身長（HT：height）；体格を決定する要素となる。	・床から頭頂点まで垂直距離を身長計で測定する。 ・直立不可能な場合は，仰向けにし，頭頂から踵までの距離を測る（乳児，高齢者）。 ・臥床者で背中が丸くなった場合は，身長の各部分でまっすぐに計測できる部位の長さをそれぞれ測り合計する。
体重（BW：body weight）	・食前や食後を避け，測定前に排尿させる（測定条件をできるだけ一定にし，着衣重量を差し引く）。 ・体重計に乗れない高齢者では，計測者が患者を背負って一緒に体重計に乗り，あとから計測者の体重を差し引く。あるいは，ベッドごと測定できる計測専用ベッドやリフト式体重計がある。 ・車椅子の患者は，そのまま乗れる車椅子用の体重計を利用する。
BMI（body mass index）	・BMI＝体重(kg)／身長(m)^2
健常時体重比(%UBW：usual body weight)；平常時体重に対する体重比。	・% UBW＝測定時体重(kg)／平常時体重(kg)×100
体重変化率	・〔平常時体重(kg)－現在の体重(kg)〕／平常時体重(kg)×100
上腕三頭筋部皮下脂肪厚（TSF：triceps skinfold thickness）；上肢肥満の指標。	・利き腕の反対側の上腕背側肩甲骨肩峰突起と尺骨肘頭突起の距離の中間点に印を付ける。この点より約1cm上方の皮膚を皮下脂肪と一緒に左手でつまみ上げ，印を付けた部分をキャリパーで測定する。3回測定し，平均をとる。 ・極度の肥満者や痩せた者の測定には不適当である。 ・キャリパーのあて方やつまみ方による誤差が大きい。 ・% TSF＝(実測値／基準値)×100
肩甲骨下端部皮下脂肪厚（SSF：subscapular skinfold thickness）；躯幹部の肥満の指標。	・両腕を自然に下げ，被験者の背後から右肩甲骨下端の真下1~2cmの部位を立位にて測定する。つまむ部位は，後正中線に対し下方45度の方向に沿って，測定点の上方約1cmの所とする。
上腕囲（AC：arm circumference）	・上腕三頭筋中点を通る腕の周囲長をメジャーで測定する。 ・%AC＝(実測値／基準値)×100
上腕筋囲（AMC：arm muscle circumference）；筋たんぱく質の蓄積状態の指標。	・AMC＝AC(cm)－3.14×TSF(cm) ・% AMC＝(実測値／基準値)×100 ・筋肉質のための過体重であるか，かくれ肥満であるかが推定できる。
下腿周囲長（CC：calf circumference）	・BMI，四肢骨格筋量とよく相関する。 ・座位（または立位）で下腿の最も太い部分を測定する。
握力	・握力計にて測定する。左右交互に2回ずつ測定し，その平均値とする。
体脂肪率	・生体インピーダンス法にて測定する。 ・TSFやSSFから計算式により求めることができる。 　体脂肪率＝(4.57/D－4.142)×100 　　　　　D：体密度　成人男性　　　D＝1.0913－0.00116×(TSF＋SSF) 　　　　　　　　　　成人女性　　　D＝1.0897－0.00133×(TSF＋SSF)
ウエスト径；内臓脂肪型肥満の判定。	・臍周囲径を床から水平な位置でメジャーを用いて測定する。 ・BMI 25以上で，男性85cm以上，女性90cm以上のものを内臓脂肪型肥満とする。

●血液および尿検査

栄養状態の評価，栄養療法の効果判定に用いられる血液や尿の検査が表1-6である。

表1-6　血液および尿検査の主な指標

サンプル	項目	指標	基準値	栄養障害		
				軽度	中等度	高度
血液	アルブミン	たんぱく栄養状態（半減期2週間）	3.8〜5.3g/dl	3.0〜3.5g/dl	2.0〜3.0g/dl	2.0g/dl 以下
	トランスサイレチン（プレアルブミン）	栄養摂取や肝機能を反映（半減期1日）	男性；23〜42mg/dl 女性；22〜34mg/dl	10〜15mg/dl	5〜10mg/dl	5mg/dl 以下
	トランスフェリン	たんぱく栄養状態（半減期7日）	200〜400mg/dl	150〜200mg/dl	100〜150mg/dl	100mg/dl 以下
	レチノール結合たんぱく	たんぱく栄養状態（半減期0.7日）	3〜7mg/dl			
	総リンパ球数	早期の栄養状態の低下		1800/mm^3 未満	1200〜800/mm^3	800/mm^3 未満
24時間蓄尿	クレアチニン	全身の筋肉量 身長係数*1			60〜80%	60% 以下
	3-メチルヒスチジン	筋肉の異化	男性；5.2μmol/kg 女性；4.0μmol/kg			
	尿素窒素	窒素出納*2 体たんぱくの増減		正：たんぱく同化 負：たんぱく異化		

*1 クレアチニン身長係数（％）＝〔24hr 尿中クレアチニン(mg)/(標準体重×クレアチニン係数)〕×100
　　クレアチニン係数；男子：23mg/kg(標準体重)，女子：18mg/kg(標準体重)，標準体重：BMI＝22で算出
*2 窒素出納(g/日)＝〔たんぱく質摂取量(g/日)/6.25〕−〔24時間尿中尿素窒素(g)＋4〕

（3）総合評価

評価指標を総合的に判定し栄養障害を判定する。糖尿病や腎疾患等の基礎疾患を有していることも多く，病態評価も併せて行い，栄養補給，栄養教育などのプラン（計画）を作成する。

表1-7　総合評価

	正常	軽度	中等度	高度	判定
%IBW	＞90	90〜80	79〜70	70＞	☐ normal
%USWT	＞95	95〜85	84〜75	75＞	☐ obesity
体重減少率			5%↑＞6M	1〜2%↑＞2w 10%↑＞6M	☐ malnutrition
%TSF	＞90	90〜80	79〜60	60＞	
%AMC	＞90	90〜80	79〜60	60＞	☐ marasmus（マラスムス）
Alb	＞3.5	3.5〜2.8	2.8〜2.1	2.1＞	☐ kwashiorkor（クワシオルコール）
CHI		1,800〜1,200	79〜60	60＞	☐ M-K complex
総リンパ球数		＞1,200	1,200〜800	800＞	（マラスムス・クワシオルコール混合型）
Tf	＞170	170〜150	149〜100	100＞	

該当箇所に○をつける

（4） 必要栄養量の決定

●基礎代謝量の算出

Harris-Benedict の予測式：欧米では一般に用いられているが，この算出式を日本人にあてはめるとやや高値を示す。しかし，エネルギー管理の簡便な算出法であることから，臨床で広く用いられている。

> 基礎エネルギー消費量（BEE：basal energy expenditure）の算出　〈Harris-Benedict 式〉
> 男　BEE（kcal/day）＝66.47＋13.75×Wt＋5.00×Ht－6.76A
> 女　BEE（kcal/day）＝655.10＋9.56×Wt＋1.85×Ht－4.68A
> 　　　（ただし，Wt：体重　kg，Ht：身長　cm，A：年齢）

基礎代謝基準値：「日本人の食事摂取基準（2020 年版）」で定められている体重あたり基礎代謝基準値（表1−11 参照）により算出する。一般には健常者や傷病者でも侵襲が少なく肥満や極度の痩せが存在しない場合であれば，この値を用いるとよい。

●エネルギー必要量の算出

熱傷や発熱時など身体的ストレスによりエネルギー代謝は亢進する。したがって，これらのストレスで補正した値に生活活動量を考慮して決定する。

また，肥満，糖尿病，脂質異常症（動脈硬化性疾患），高尿酸血症・痛風，高血圧症，腎疾患については各疾患のガイドラインなどを参考にする。

表1−8

活動係数	ストレス係数	
ベッド上安静：1.2	手術：1.1〜1.2	感染症：1.2〜1.8
トイレ歩行：1.3	術後：1.0	骨格への外傷：1.35
リハビリ・活動制限なし：1.4	癌　：1.1〜1.3	熱　傷：1.2〜2.0

＊必要エネルギー量＝BEE×活動係数×ストレス係数

●たんぱく質必要量の算出

たんぱく質必要量は体たんぱく質の消耗に

表1−9

	たんぱく質必要量（g/kg）
健康成人	1.0
術前・術後，熱傷	1.5〜2.0

よって需要が高まっている時期，体たんぱく質を維持している時期，成長期のように体たんぱく質の増加する時期によって異なる。また，腎疾患や肝疾患などでは病態に合わせた調整が必要である。たんぱく質の利用率は同時に投与されるエネルギー量によっても影響を受ける。

表1−10　身体計測基準値

	上腕囲 AC（cm）		上腕筋囲 AMC（cm）		上腕三頭筋部皮脂厚 TSF（mm）		肩甲骨下部皮脂厚 SSF（mm）	
	男	女	男	女	男	女	男	女
計（total）	27.23	25.28	23.67	20.25	11.36	16.07	15.80	17.49
18〜24歳	26.96	24.87	23.51	20.04	10.98	15.39	11.64	13.72
25〜29歳	27.75	24.46	23.82	19.82	12.51	14.75	14.37	13.48
30〜34歳	28.65	24.75	24.36	20.21	13.83	14.50	16.63	14.70
35〜39歳	28.20	25.30	24.19	20.27	12.77	16.14	16.35	16.21
40〜44歳	27.98	26.41	24.30	21.21	11.74	16.73	16.16	17.33
45〜49歳	27.76	26.02	24.09	20.77	11.68	16.59	14.91	16.69
50〜54歳	27.59	25.69	23.78	20.85	12.04	15.46	15.62	15.11
55〜59歳	26.89	25.99	23.74	20.83	10.04	16.76	13.60	16.17
60〜64歳	26.38	25.75	23.22	20.89	10.06	15.79	13.07	16.09
65〜69歳	27.28	26.40	23.94	20.14	10.64	19.70	18.26	23.23
70〜74歳	26.70	25.57	23.34	20.24	10.75	17.08	16.48	19.57
75〜79歳	25.82	24.61	22.64	20.09	10.21	14.43	15.81	16.22
80〜84歳	24.96	23.87	21.72	19.84	10.31	12.98	14.57	15.09
85歳〜	23.90	22.88	20.93	19.21	9.44	11.69	11.83	11.92

日本人の新身体計測基準値　JARD2001から一部改変

5. 栄養補給法の種類と役割を知る

　病院や介護老人保健施設などの医療機関における栄養補給は，生命の維持や身体の発育や発達に必要な栄養素の確保とともに，疾病からの回復や病態のコントロールなどの目的のために，間接的あるいは直接的に治療効果をあげる手段のひとつである。

　栄養補給法は，栄養素の補給の経路，形態により図1−10のように整理することができる。さらに，患者一人ひとりの栄養補給法は，消化管の機能を中心としたアセスメントにより選択される。多くの病院など医療機関が食事療法として栄養部門で取り扱っている範囲は，食事療法のすべてと経管栄養法の一部である。

図1−10　栄養補給法

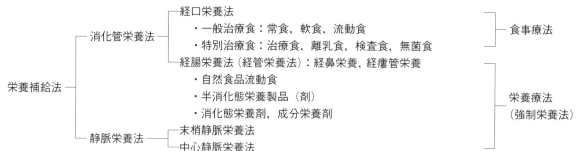

（1）　経口栄養法

　食事療法ともいわれ，入院患者に対して提供される食事は病院食（治療食）と呼ばれる。病院食は，傷病者の治療目的とともに，患者へのサービスの役割も担っていることから，適温・適時給食，選択メニューや食堂での供食など，よりおいしく食べられるように考慮されなければならない。

●目的別区分

　目的に応じて，一般治療食と特別治療食に大別される。

〈一般治療食〉

　栄養素的に特別な制約がなく，患者の栄養状態を良好にし，間接的に疾病の改善に寄与することを目的とした食事である。一般治療の条件は適正な栄養量を満たしていること（患者の年齢，性別，体位，身体活動レベルおよび症状に合った適正な食事内容でなければならない），おいしい料理の組み合わせであること，嗜好や食習慣を尊重し，喫食能力に適していることなどがあげられる。成人に対する一般食，学童児食，妊婦・産婦食，高齢者食などがある。

① 推定エネルギー必要量と給与栄養目標量の算出

　推定エネルギー必要量は，原則として基礎代謝量と対象者の身体活動レベルを用いて算出する。

一般食利用者の身体活動に適した推定エネルギー必要量（成人：18歳以上）
　　基礎代謝量（kcal/日）*1×身体活動レベル（PAL）*2
*1 基礎代謝量：基礎代謝基準値（表1−11）×標準体重*3

表1−11　参照体重における基礎代謝量

性　別	男　性			女　性		
年　齢 （歳）	基礎代謝基準値 （kcal/kg 体重/日）	参照体重 （kg）	基礎代謝量 （kcal/日）	基礎代謝基準値 （kcal/kg 体重/日）	参照体重 （kg）	基礎代謝量 （kcal/日）
18〜29	23.7	64.5	1,530	22.1	50.3	1,110
30〜49	22.5	68.1	1,530	21.9	53.0	1,160
50〜64	21.8	68.0	1,480	20.7	53.8	1,110
65〜74	21.6	65.0	1,400	20.7	52.1	1,080
75〜	21.5	59.6	1,280	20.7	48.8	1,010

標準体重はBMI＝22で算出する。　　　　　　　　　厚生労働省：日本人の食事摂取基準（2020年版）

*2 身体活動レベル：ベッド上安静　1.2，ベッド外活動あり　1.3，リハビリ等の活動あり1.4
*3 性別，年齢，身長，体重，身体活動レベルなどの情報が得られる場合は標準体重を用いる。

対象者が多岐にわたる施設では，性，年齢階層別に参照体重と平均的身体活動レベルとして1.3を用いエネルギー必要量の暫定値を算出し（表1-12），これを基にその他の栄養素の給与目標量を決定して一般食の基準と考えることもできる。

食事計画は個々に算出した適正栄養量に見合う食種を選択して対応する（図1-11）。

② その他の栄養素

推定エネルギー必要量を基に算出する。

たんぱく質：RDA（推奨量）～%エネルギー　13～20%

脂質：%エネルギー　20～30%

炭水化物：%エネルギー　50～65%

ビタミン，ミネラル，食塩，食物繊維：食事摂取基準を参考にする。

③ 献立の評価

実施済みの献立は，おおむね2～4週間ごと，もしくは献立のサイクルごとで，実施給与栄養量を確認する。このとき，平均値だけでなく1食もしくは1日の献立ごとに各栄養素が望ましい給与目標量の幅に入っていることも確認する。食品群別給与量についても同様の確認をし，献立の評価を行う。評価の結果，問題点が確認されたら速やかに修正・調整を行う。

〈特別治療食〉

エネルギーや特定の栄養素などの増減を必要とする患者に対応した，疾病治療に直接的な手段として提供される食事である。患者一人ひとりを対象に，病態や栄養状態，体格，喫食能力，投薬との関連を考慮し，医師の発行する食事箋に基づき調製された食事が提供される。特別治療食には，疾病の治療を目的とする狭義の治療食と，臨床に寄与する検査食，試験食がある。調乳，離乳食，幼児食も特別治療食に区分される。

特別治療食は，入院時食事療養の基準に基づいて加算食と非加算食とに分けられる（表1-13）。加算・非加算食は疾病別の食事分類になっているが，近年の栄養補給法では疾病の種類にかかわらず，身体の栄養状態の適正化に主眼が置かれ，栄養成分別管理（表1-14）が中心になってきている。栄養成分別管理では，おおむねエネルギーは200kcalきざみ，たんぱく質，脂質は5gあるいは10gきざみで調製され，個々の患者に合わせた治療食を選択できる。実際の献立ではその誤差が，±10%以内になるよう作成されている。

表1-12　性別・年齢階級別エネルギー量（丸め値）

性　別	男　性	女　性
年齢（歳）	推定エネルギー必要量の暫定的丸め値（kcal）	推定エネルギー必要量の暫定的丸め値（kcal）
1～2	910	860
3～5	1,170	1,090
6～7	1,270	1,200
8～9	1,480	1,370
10～11	1,730	1,640
12～14	1,980	1,830
15～17	2,090	1,700
18～29	1,990	1,440
30～49	1,990	1,510
50～64	1,920	1,440
65～74	1,820	1,400
75～	1,660	1,310
妊娠　初期	付加量	＋ 50
妊娠　中期		＋250
妊娠　後期		＋450
授　乳　期		＋350

厚生労働省：日本人の食事摂取基準（2020年版）から算出

図1-11　食　事　計　画

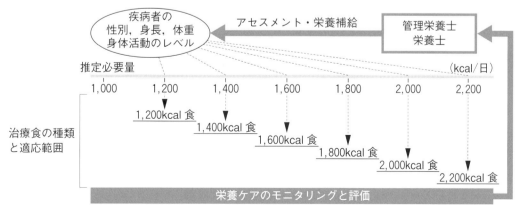

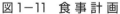

表1-13　治療食の分類

区分	食種名	適応症および食種	
		加算食	非加算食
一般食	1. 流動食		特殊な食事療法を必要としない流動食
	2. 軟食		特殊な食事療法を必要としない分粥・全粥など軟食
	3. 常食		特殊な食事療法を必要としない常食
特別食	4. 口腔・咽頭・食道疾患食		口内炎，舌炎，舌癌，上下顎癌，上下顎骨折，食道炎，食道潰瘍，食道癌など
	5. 胃・腸疾患食	胃・十二指腸潰瘍，クローン病および潰瘍性大腸炎などによる腸管の機能が低下している患者（低残渣食），流動食は除く	胃癌，その他の癌関係，便秘症，その他の大腸疾患
	6. 肝・胆疾患食	肝庇護食，肝炎食，肝硬変食，閉塞性黄疸食（胆石症と胆のう炎による閉塞性黄疸を含む）	肝癌，胆石症など
	7. 膵臓疾患食	急性・慢性膵炎	膵癌など
	8. 心臓疾患食	食塩総量6.0g未満の減塩食	その他の心疾患
	9. 腎臓疾患食	急性・慢性腎炎，急性・慢性腎不全，ネフローゼ症候群，透析	
	10. 貧血症食	血中Hb濃度10g/dl以下　鉄欠乏に由来	白血病，血友病，紫斑病，悪性腫瘍など
	11. 糖尿病食	糖尿病	
	12. 肥満症食	高度肥満症：肥満度が+70%またはBMIが35以上	
	13. 脂質異常症食	脂質異常症（LDL-Cho値140mg/dl以上，またはHDL-Cho値40mg/dl未満，もしくは中性脂肪値150mg/dl）	その他の脂質異常症
	14. 痛風食	痛風	高尿酸血症
	15. てんかん食	難治性てんかん（外傷性のものも含む）	
	16. 高血圧食		高血圧症（減塩食）
	17. 先天性代謝異常食	フェニルケトン尿症食，楓糖尿症食，ホモシスチン尿症食，ガラクトース血症食	その他の先天性代謝異常
	18. 妊娠高血圧症候群食	妊娠高血圧症候群の減塩食：日本高血圧学会，日本妊娠高血圧学会等の基準に準じる	その他の妊娠高血圧症候群
	19. アレルギー食		食事性アレルギー症
	20. 食欲不振食		悪性腫瘍，神経性食欲不振症，放射線宿酔食など
	21. 治療乳	乳児栄養障害症に対する直接調製する（酸乳，バター穀粉乳など）治療乳	
	22. 術後食	侵襲の大きな消化管手術（食道・胃・腸など）の術後食，胃潰瘍食に準じる	各種疾患の術後食
	23. 検査食	潜血食，大腸X線検査，大腸内視鏡検査のための低残渣食	各種検査食（ヨード制限，ミネラル定量テスト，レニンテスト，乾燥食，その他）
	24. 無菌食	無菌治療室管理加算算定患者	白血病，免疫不全症，再生不良性貧血症，無顆粒球症など
	25. 乳児期食		乳児期（調乳が大部分を占める）
	26. 離乳期食		離乳期（離乳食が大部分を占める）
	27. 幼児期食		就学前の幼児期
	28. その他		特定栄養素の付加あるいは制限を必要とする疾患，上記に属さない疾患

（平成18年3月6日　保医発0306009号，令和2年3月5日　保医発0305第14号参照）

表 1 - 14　栄養成分別管理と適応疾患

栄養成分別管理	適 応 疾 患	付加する指示
エネルギーコントロール食	糖尿病，肥満症，痛風（高尿酸血症），甲状腺機能障害，脂肪肝，急性肝炎，慢性肝炎，代償性肝硬変，高血圧，高中性脂肪血症，心疾患，妊娠高血圧症候群，授乳食	・減塩の指示 ・カリウム，リンなどの指示 ・主食，副菜の形態の指示 ・禁止食品の指示： 　アレルギー食品 　嗜好 　薬剤関連 　その他
たんぱく質コントロール食	非代償性肝硬変，肝不全，糸球体腎炎，ネフローゼ症候群，腎不全，糖尿病性腎症，透析，低栄養，熱傷	
脂質コントロール食	急性肝炎，胆石・胆のう炎，急性・慢性膵炎，脂質異常症，動脈硬化	
水・電解質コントロール食	熱性疾患，脱水症，貧血，骨粗鬆症	
易 消 化 食	胃・十二指腸潰瘍，クローン病，潰瘍性大腸炎，下痢，便秘，嚥下障害，術後食	
濃厚流動食	意識障害，嚥下障害，術前・術後の栄養管理，消化管通過障害，口腔・食道障害，摂食障害，熱傷，クローン病，潰瘍性大腸炎	

●形態別区分

患者の摂食能力，消化吸収能力に応じて，料理形態別に区分される。

① 常食・常菜：健常者が喫食している固さに調製した主食と副食より構成された治療食である。

② 軟菜食：主食は粥や分粥などの常食より軟らかい形態に，副食は主食に合わせた軟らかさに調製された治療食である。

全粥食，五分粥食，三分粥食などがある（表1-15）。患者の症状に応じて，「七分粥・全粥菜」や「五分粥・三分菜」などの対応も行われる。

③ 流動食：液体，または口腔内で液状になるように調製された治療食である。

表 1-15　大量調理の場合の分粥の調整

区分 ＼ 容量比	全 粥	:	重 湯
七 分 粥	7	:	3
五 分 粥	5	:	5
三 分 粥	3	:	7
一 分 粥	1	:	9

大量調理では，全粥と重湯から分粥は調整される

（2）　経腸栄養法 (pp.106〜108　表5-4 参照)

経腸栄養の投与ルートには経鼻（胃・空腸），頸部咽頭，胃瘻・空腸瘻がある（図1-12）。使用する栄養製品（剤）はその組成成分の形態から自然食品流動食，半消化態栄養製品（剤），消化態栄養剤・成分栄養剤の3種に大別されている（表1-16）。

●自然食品流動食

日常使用している卵やヨーグルト，牛乳，果物，砂糖，サプリメント等をミキサーなどを用いて調製したものである。自然食品流動食は，ある程度の太さのチューブが必要で患者に負担がかかること，またHACCPの概念に基づいた「大量調理施設衛生管理マニュアル」（厚生労働省）に規定される「調理後2時間以内の喫食」が維持しにくいことなどから，最近では医療機関での調製は行われなくなってきている。市販製品ではファイブレン YH®などがある。

●半消化態栄養製品（剤）

窒素源は牛乳，大豆などから分離抽出したたんぱく質で，糖質はデキストリンやショ糖など，脂質は大豆油，MCT（中鎖脂肪酸）など分離抽出したもので調製されている。一般に食品扱いのものは栄養部門から食事箋により食事の一環として提供され，医薬品扱いのもの（エンシュアリキッド®，ラコール®など）は処方箋により薬として薬剤部で管理され提供されている。食品扱いのものでは種々の病態に対応できるようさまざまな特徴をもった製品がある。高たんぱく・高エネルギー（テルミール2.0α®，メイバランス1.5®），高脂質（プルモケア-Ex®），食物繊維添加（F₂α®），アルギニンやグルタミン，核酸，n-3系脂肪酸を添加したもの（インパクト®），高Na栄養剤，腎障害用（低たんぱく：リーナレン®，Lナウェル A®），血糖上昇抑制（グルセルナ-Ex®，Inslow®）などの製品がある。

表1-16 各種経腸栄養製品（剤）の特徴

	自然食品濃厚流動食	半消化態栄養製品（剤）	消化態栄養剤	成分栄養剤
窒 素 源	大豆たんぱく，乳たんぱく等	ペプチド	トリペプチド・ジペプチド	結晶アミノ酸
糖 質	粉飴，はちみつ等	デキストリン	デキストリン	デキストリン
脂質（E比）	20～25	20～30	25	ほとんど含まず
その他栄養成分	天然の食材を使用十分	化学的に同定できない成分も含む不十分	不十分	すべての構成成分が化学的に明らかである
繊維成分	（＋）	（－）または（＋）	（－）	（－）
味・香り	良好	比較的良好	不良	不良
消 化	必要	多少必要	一部必要	不要
投与経路	経鼻→胃経口	経鼻→胃，空腸，胃瘻，空腸瘻経口	経鼻→胃，空腸，胃瘻，空腸瘻	経鼻→胃，空腸，胃瘻，空腸瘻（経口）
溶 解 性	不良・粘調	比較的良好・水溶性	良好・水溶性	良好・水溶性
残 渣	多い	製品により異なる	極めて少ない	なし
浸 透 圧	700～1,000mOsm/l	280～400mOsm/l	600～650mOsm/l	760mOsm/l
適 応	狭い	かなり広い	広い	広い
エネルギー	1kcal/ml	1～2kcal/ml	1kcal/ml	基本は1ml/kcal 溶解方法により濃度調節可能
区 分	食品	食品／医薬品	医薬品	医薬品
その他	液状製剤（缶）	糖尿病，腎疾患，肝疾患用等あり／液状製剤（テトラパック，アルミパウチ，缶，アセプティック紙容器など）粉末製剤では濃度変更可能	粉末製剤／液状製剤（アルミパウチ）	粉末製剤（アルミ袋）
合 併 症	腹部症状（腹痛，下痢，便秘），代謝上の合併症，嘔吐や逆流による誤嚥を起こすことがある			

●成分栄養剤

　　窒素源がすべてL型結晶アミノ酸のみで構成したものをいう。成分栄養剤（エレンタール®）は脂肪含有量が少なく高エネルギー，高窒素投与が可能であることが特徴で，主にクローン病や膵炎の患者に経鼻あるいは経口投与されている。

（3）静脈栄養法

　　静脈栄養は消化管栄養法が不可能な場合に用いられる。

●中心静脈栄養（図1-13）

　　上大静脈にカテーテルを留置，24時間持続滴下で輸液する方法が最も一般的である。右鎖骨下静脈から挿入する方法や，腕から挿入する方法（PICC：peripherally inserted central catheter）がある。現在使用されている輸液には，高カロリー輸液（TPN：total parenteral nutririon）基本液，アミノ酸輸液，脂肪乳剤，混合ビタミン剤，微量元素剤があり，これらの輸液を組み合わせて個々の患者の病態に適応する栄養成分に配合して用いられている。高カロリー輸液基本液とアミノ酸輸液を無菌的に混合できるキット製剤もある。

●末梢静脈栄養法

　　末梢静脈は経口または経腸（管）栄養投与が十分でない場合や，脱水等による水分や電解質の補正が必要な場合，中心静脈の施行が不可能あるいは好ましくない場合に用いられる。一般的にこの栄養法は2週間以内に経腸栄養で必要栄養量が確保できる場合に選択される。体表面より直接に血管を確認できる静脈（前腕や手の甲など）により間欠的に，あるいは24時間持続点滴される。糖，アミノ酸，水・電解質補充液，脂肪乳剤等が用いられる。

図1-12 経管・瘻管栄養法

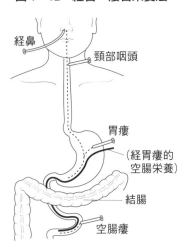

経鼻
頸部咽頭
胃瘻
（経胃瘻的空腸栄養）
結腸
空腸瘻

図1-13 中心静脈栄養法

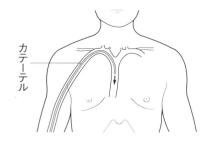

カテーテル

6. 治療食の調製と調理

（1） 咀嚼・嚥下障害，食欲不振者等への対応

　　咀嚼・嚥下障害や，食欲不振の患者に対しては，その状態を観察し，食事に対する希望を考慮し治療食の再加工などを行い対応する（表1-17）。嚥下調整食は p.53 を参照。

表1-17　咀嚼・嚥下障害や食べやすさへの対応

<table>
<tr><th colspan="2"></th><th>加工形態</th><th>形　状</th><th>主食との組合せ</th><th>誤嚥しやすい食品</th></tr>
<tr><td rowspan="5">主食</td><td rowspan="2">ご飯</td><td>おにぎり</td><td>一般的な大きさ</td><td rowspan="5"></td><td rowspan="12">・固くて食べにくいもの（肉，りんご，干物など）
・水分状のもの（水，ジュース，味噌汁など）
・食品内の水分の少ないもの（食パン，凍り豆腐，カステラ，もちなど）
・繊維の多いもの（たけのこ，もやし，海草，こんにゃく，アスパラ，れんこんなど）
・かまぼこなどの練り製品や魚介類（いかなど）
・口腔内に付着しやすいもの（わかめ，のり，青菜など）
・酸味が強く，むせやすいもの（酢の物，柑橘類，柑橘系ジュース，梅干など）
・喉につまりやすい種実類（ごま，ピーナッツ，大豆など）

上記の食品のうち，料理の工夫（形態を変える）により食べられるものもある。</td></tr>
<tr><td>一口おにぎり</td><td>俵型で一口大の大きさ</td></tr>
<tr><td>パン</td><td>一口カット</td><td>一口大の大きさ</td></tr>
<tr><td rowspan="2">麺類</td><td>一口大きざみ</td><td>5〜7cm 程度の長さにカット</td></tr>
<tr><td>きざみ</td><td>2〜3cm 程度の長さにカット</td></tr>
<tr><td rowspan="7">副菜・汁</td><td rowspan="7"></td><td>一口大きざみ</td><td>肉・魚は 1cm 角程度にカットそのほかは 2cm 角程度にカット</td><td rowspan="2">ご飯：おにぎり
パン：一口大にカット
めん類：短くカット</td></tr>
<tr><td>きざみ</td><td>5mm 角程度にカット</td></tr>
<tr><td>みじん</td><td>ごく細かいみじん切り</td><td rowspan="5">ご飯：ペースト，ミキサー
みじん以下ではパンや麺類は供食しない</td></tr>
<tr><td>ペースト</td><td>粒がなく，べとべとした状態</td></tr>
<tr><td>ミキサー</td><td>粒がなく，サラサラした状態（水分を多く含む）</td></tr>
<tr><td>とろみ</td><td>スープ，ミキサー食を増粘剤によりクリーム，ポタージュ，はちみつ状に加工する</td></tr>
<tr><td>ゼリー</td><td>ミキサー食あるいは水分のゼラチン寄せ</td></tr>
</table>

（2） 治療食の調製（献立作成）

　　医療機関における治療食は，一般的には各施設で設定されている「約束食事箋（栄養基準量と食品構成）」に基づいて調製されている。献立作成は約束食事箋に基づいて行われるが，患者サービス，食材費，衛生面，調理能力などが考慮されなければならない。また献立は，1週間〜1か月を単位として計画的に事前に作成される。実際には，常食や軟菜食を「基本献立」として作成し，これをアレンジして糖尿病や肝疾患，腎疾患などその他の治療食に展開する「献立の展開」が行われている。これにより給食材料費の節約効果，調理作業の能率化が図られている。

　　多くの施設では，一般食常食が基本献立であるが，対象患者の年齢構成や診療科に偏りがある場合では，最も多く提供されている治療食献立を基本食としている。「献立の展開」を行うにあたっては「約束食事箋」に規定される各疾患ごとに栄養基準量や食品構成を満たすことが基本となる。
　　「献立の展開」のポイントを以下にあげる。
①　基本献立から，食材の使用量を変える。
②　基本献立から，食材の種類を変える（例：豚肉→鶏ささみ）。
③　基本献立の料理法を変える（例：揚物→煮物，焼物）。
④　基本献立の一部を新しい料理と入れ替える（新しい料理は，その日のほかの治療食献立で使用できるものが望ましい）。
⑤　基本献立から，料理や食材を削除し，ほかの料理や食材を追加する。
⑥　特定の栄養成分を調整した食品（医療用食品など）を活用する。

（3） 治療食調理

　　治療食調理は，食品，器具，施設・設備および時間の配分等，衛生的に考慮され安全でなければならない。また，調理法や調味，使用食品に制限がある場合が多く，食品や医療用食品の特性を十分に考慮した調理技術も求められている。厨房内での下処理，調理，盛り付け等の実習にあたっては，これらのことを十分に理解して臨む。

健 康 管 理
① 　細菌検査は，実習1週間前の検査結果が陰性者のみ実習可能である。検査結果が陽性の者，検査忘れの者は厨房での実習はできない。実習施設によっては健康診断書，各種感染症の抗体検査結果を必要とするところがあるので確認が必要である。
② 　実習期間中は特に健康に注意し，最良の状態で望むこと。もし当日，下痢，腹痛，体調不良，手指に傷がある場合には，その旨を必ず実習先の指導担当者に申し出る。

身 支 度
① 　爪は短く切る。特にマニキュアや，匂いの強い化粧品や香水をつけることは，食物を扱ううえから絶対に避ける。
② 　厨房内に入る前には，手を石鹸とブラシでよく洗浄し，水で十分にすすいだ後，使い捨てペーパータオル等でふき，消毒用アルコールなどで消毒する。
③ 　実習中は暑くても，白衣や三角巾を脱がないこと。ただし，用便の際は必ず白衣，三角巾，前掛けの類は取り外し，用便後は②に従って手の洗浄を行う。
④ 　はきものは，衛生区分に合わせた専用のものを用いる。

厨房内での注意事項
① 　食器の洗浄や消毒は完全に行う。
② 　器具や器材の取り扱いは安全に行い，使用後は元に戻す。
③ 　いつも積極的に機敏に行動をし，周囲の作業の妨害にならないようにする。

（4） オーダーから配食まで

　　食事は医師が患者を診察して必要栄養量（エネルギー，たんぱく質，脂質，食塩など）を決定し，栄養部門にオーダーされる。オーダーは食事箋といわれ，伝票形式であるが，近年は，多くの施設においてコンピュータ入力（オーダリング）により行われている。

　　指示された各食事は栄養部で集計され，献立表を基に厨房内で管理栄養士・栄養士，調理師により調理・盛り付けされ病棟へ運ばれる。病棟では看護師により各患者へ配食される。このように患者のところへ食事を届けるには，医師，管理栄養士・栄養士，調理師，看護師の連携が重要となる（図1-14）。

図1-14　配食と連携

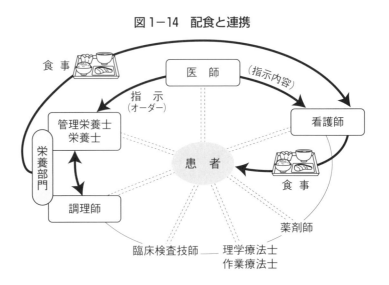

7. 栄養教育のテクニックを学習する

日本では栄養指導・相談と栄養教育とはほぼ同意語に用いられており、国際的には栄養教育は健康教育の一環として位置づけられている。医療機関においては病人に対する栄養教育になる。

日本の栄養指導・相談は長い間栄養不足を補うことであったが、近年の経済成長に伴い、社会生活の変化、生活環境の多様化などによる栄養摂取の過不足、疾病構造の複雑化、高齢者の急増、国民の健康意識の高揚などとともに、その目的も変化している。

（1） 目的と意義

個人あるいは集団の対象者に対し、栄養上の問題があるときに有効な教育的技法を用いて、栄養や食生活に関する知識や技術を修得させ、行動を起こさせ、食生活上の問題点の改善や変容を促し、栄養状態を改善させることにある。対象者の栄養状態を改善させることにより、健康の保持・増進および疾病の予防や治療、さらに増悪や再発の予防、リハビリテーションなどに寄与する。

これからの栄養指導・相談は、人々の食生活に対する態度、行動などと併せて、個々人の栄養状態を評価し、健康状態や疾病の状況についても把握することが望まれる。身体の内面の変化が評価できる栄養指標を把握して、疾病の予防や治療に取り組む必要性がある。

（2） 基本原則 （以下の過程を繰り返し行う）

① 対象者の把握と栄養アセスメント：身体計測、臨床検査データ、食生活状況、食生活を取りまく背景要因、食歴などにより行う。

② 栄養診断と指導・相談（教育）計画：問題点の整理と分析、目標の設定、指導・相談（教育）方法の決定を行う。

③ 指導・相談（教育）の実施：各種教育技法を用いて実施する個人相談（教育）と集団指導（教育）がある。

④ 指導・相談（教育）の評価：理解度、態度、実践度、身体の栄養状況を評価する（栄養教育効果の評価）。指導・相談（教育）方法を評価する（指導・相談者側の評価）。

⑤ 再評価と再指導・相談（教育）：残されている問題点や新たに生じた問題点を明らかにする。

（3） 留意点

① 指導・相談（教育）の目標を具体的に示し、必要性を理解させる。

② 対象に合った指導・相談（教育）方法と内容を選ぶ。

③ 画一的でなく、対象者のニーズに応じた計画的な指導・相談（教育）をする。

④ 実践意欲を高めるように工夫する。

⑤ 時間に合わせた内容にし、指導・相談（教育）のポイントを絞る。

⑥ 継続的に、根気よく行う。

⑦ 生活環境、生活条件などの公衆栄養学的アプローチを試みる。

⑧ 医師、看護師などの医療スタッフとコミュニケーションをもつ。

⑨ 指導・相談（教育）の記録をとり、次回の指導・相談（教育）や効果判定に役立てる。

⑩ 指導・相談者は常に知識や技術の研鑽を積む。

（4） 集団指導・個人相談（教育）のメリットとデメリット

集団指導（教育）はほとんどの疾患に活用することができるが、個人相談（教育）を組み合わせると、さらに教育効果を上げることができる。がん患者や拒食症などのように心理的な問題を伴う疾患や、特殊な疾患、感染症や白血病の患者など隔離が必要な対象者で集団扱いができない患者は、個人相談（教育）が適している。

●集団指導（教育）のメリット

・一度に多数の患者に指導（教育）できる。集団栄養食事指導料は患者15人以内で40分以上が標準となっている。

・時間、労力および経済的な効率が図られる。

・参加している患者同士で連帯感が得られ、疾病に対する不安や孤独感が解消される。

●集団指導（教育）のデメリット
・小集団では事前に患者の個人的な特性が把握できるが，大集団では個別相談（教育）が困難である。
・知識や教育レベル，理解度，年齢などに差が生じるため，指導（教育）内容や媒体が合わせにくい。
・疾患によりさまざまな病態を経過するため，指導（教育）内容や媒体が合わせにくい。
●個人相談（教育）のメリット
・相談者と患者との間によりよい人間関係を築きやすい。
・患者の社会的背景，知識，理解度，身体状況などを参考にしながら，個人の特性に合わせてきめ細かな相談（教育）ができる。
●個人相談（教育）のデメリット
・時間がかかる。
・労力を要する。
・患者に孤独感を与える。

（5） 栄養指導・相談（教育）の流れ

図1−15　栄養指導・相談（教育）の流れ

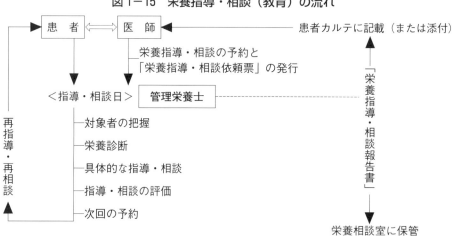

・医師は栄養指導・相談（教育）が必要と判断した患者について栄養指導・相談（教育）の日時を予約し，同時に「栄養指導・相談依頼票」を発行する。
・管理栄養士は医師の指示内容を確認し，栄養指導・相談（教育）を行う。指導・相談（教育）は本人だけでなく，食事の担当者も同席させる。
・指導・相談（教育）では，患者の把握，栄養評価，問題点の分析を行い，具体的な指導・相談（教育）を実施する。
・指導・相談（教育）の評価をし，次回の指導・相談日を予約する。再指導・相談（教育）を行う。
・担当者は栄養指導・相談（教育）内容をカルテに記載（または添付）して，医師に報告し，栄養相談室に控えを保管する。
・この過程が繰り返し行われる。

（6） 栄養指導・相談（教育）媒体

栄養指導・相談（教育）で用いられる媒体は対象者（患者・家族）に対して，①的確に教育内容を伝え，②正しく認識させ，③教育効果を高めることを目的とする。また，媒体は対象者が食事療法を実践しやすい内容であることなどが求められる。どんな簡単な媒体であっても，臨床にかかわる部分は医師の同意のもとに作成することを心掛け，配布に際しては，事前に医師，看護師長と打ち合わせしておくとトラブルを防ぐことができる。

また，言葉や文章は，教育内容を伝達し，理解を助けるための基本媒体といえる。媒体は対象者

のレベルに適合したもので，興味を引くものを選択する。媒体は，単独で利用されることもあるが，複合で用いられることも多い。例えば，講話のときに言葉だけでは抽象的となるため，黒板やスライド，プリントなどを組み合わせるなどである。以下に媒体の種類とツールを示した（表1−18）。

表1−18 媒体の種類とツール（媒体名）

媒　　体	ツ　　ー　　ル
印　刷　物	パンフレット　　リーフレット　　チラシ　　食品交換表　　新聞　　雑誌　　壁新聞
掲　示　物	ポスター　　パネル　　食品模型　　統計図表　　フランネルグラフ　　絵　　写真　　フードモデル 料理・食品の実物見本（視覚のほか，味，香などによる刺激）
映　　像	映画　　テレビ　　ビデオ　　OHP　　スライド　　実物投影機（OHC）　　パソコン画面 ディスクプレーヤー　　ビデオテープ
演示・演劇	デモンストレーション　　紙芝居　　人形劇（指人形・操り人形）　　ペープサート（うちわ劇）
聴覚媒体	テープレコーダー　　レコード　　録音テープ　　CD　　ラジオ　　各種放送（校内・地域）

●媒体に求められる特性

① 再現性があり，指導・相談（教育）内容が正確に伝達できる。
② 興味や関心をもたせることができる形式（形態）である。
③ 理解が容易で，動機付けが可能である。
④ 印象深く心に残る形式（形態）である。
⑤ 対象者の理解度や実行度により対応でき，組み合わせの選択が可能である。
⑥ 指導・相談者が変わっても指導・相談（教育）内容に一貫性が生まれる。
⑦ 実践的で利用しやすい。

●主な媒体の特徴と作成ポイント

① 料理，食品の実物見本：栄養バランスのとれた料理の組み合わせや，指示栄養量に合った食事例など，料理や食品を実際に見ることができ，食事量などとるべき量を認識できる。
② 演示媒体（紙芝居，人形劇，うちわ劇）：対象者の理解力や年代に応じて，栄養指導・相談（教育）の内容が楽しく，簡単に理解され，伝達されるように作成して演じる。
③ 映像媒体（映画，ビデオ，スライド，OHPなど）：見る人の意識が画面に集中されるため，理解されやすく効果的な媒体といえる。
④ 印刷物（パンフレット，リーフレットなど）：絵や写真などを組み入れて視覚に訴え，理解されやすく，持ち運びが簡単な媒体であり，指導・相談後家庭においても食品や料理の再現性が容易である。
⑤ 食品模型（フードモデル）：米飯・魚・肉・野菜などの食品，調理済み食品などが実物大で精巧につくられている。視覚に訴え，実際に食べる量，個々の食品量の把握が容易である。

（7） カウンセリング技法の応用

　　カウンセリングは，実践的な営みであり，カウンセラーはいくつかの基本的な態度を身に付けている必要がある。個人相談（教育）を効果的に実施するには，カウンセリングの技法を取り入れる。カウンセリングには，心理学を基礎とした種々の学説と技法があるが，栄養指導・相談（教育）に導入できる技法には以下の6つがある。これらの技法を取り入れながら，実際の栄養指導・相談（教育）において，患者との関係を十分考慮して進めていく（表1−19）。

●傾　　聴

　　患者の話を受容・共感・自己一致の3つの基本的態度でじっくりと聴くことをいう。栄養カウンセリングではこの基本的態度が指導・相談者に求められている。

受　　容：患者を無条件に，しかも肯定的に受けとめる心構え
　　　　　　患者のいおうとすることの意味を聴き，気持ちを大切にする。
共　　感：患者の体験をそのまま感じとり，理解しようとする姿勢
　　　　　　患者の経験を自分の経験と同一化しない。

表1−19　栄養指導・相談（教育）を進めるにあたっての心得

① 食事療法は，対象者（患者・家族）の生活スタイルを考慮して個々人にデザインする。
② 短期目標と長期目標を定める。
③ 患者が何に関心があり，何を期待しているか見定める。
④ 患者とは親しい関係をつくる。
⑤ うまくできている点はほめる。
⑥ 患者が理解しやすいまたは理解できる言葉で話す。
⑦ 患者の家族，関係者に協力を得る。
⑧ 成果はときどき振り返り，確かめる。
⑨ 目標達成は急ぎすぎない。
⑩ 患者との合議による実行可能な目標を2〜3点立てる。
⑪ 患者自身が努力するよう仕向ける。
⑫ 目標達成は，治療成果があがり役立つものであることを患者が信じられるようにする。

自己一致：ありのまま，構えのない自分らしい自然な状態でいること
　　　　　患者の話に一生懸命耳を傾けて聴くことは，患者を把握すると同時に，患者は話すこと，聴いてくれたことにより問題が解決することもある。

●言葉の繰り返し
　　　患者の言葉を繰り返すことにより，話の内容を確認すると同時に信頼を得る点で優れている。
●非言語的表現の理解
　　　患者の全身に目を配り，言葉以外で表現される姿勢，目，口元，鼻，表現，動作などを観察することにより，潜在的な意識を理解する（表1−20）。

表1−20　非言語的表現

姿勢	・硬直させている　　・ゆったりさせている　　・前にのりだす　　・後ろにのけぞる　　・肩を落とす
目	・大きく開く　　・目を閉じる　　・瞬きをする　　・にらみつける　　・涙ぐむ　　・直視する ・視線をそらす　　・相手の顔をちらちら見る　　・眉間にしわを寄せる
口元	・にっこり笑う　　・唇をかむ　　・舌で唇をなめまわす　　・舌を出す　　・歯をくいしばる ・口を開けている
鼻	・鼻の穴を大きく開ける　　・鼻をヒクヒクさせる
表情	・無表情　　・顔をしかめる　　・うれしい表情　　・悲しみの表情
動作	・貧乏ゆすりをする　　・足で床をたたく　　・指で机をたたく　　・もみ手をする　　・うなずく ・頭を横にする

●明　瞭　化
　　　指導・相談者の思い込みでの対応や先入観に支配されないためにも，患者の発言に対して，あいまいな部分を補足，修正，要約，整理することにより，正確化を図る。
●沈黙の尊重
　　　会話の流れの中で患者が自分の考えや感情をまとめるために沈黙していると思われる場合には，指導・相談者も黙って待つ必要がある。沈黙は言語的な対応よりも，重みや深みがあり，内面的な意味を含んでいる場合も多いので，それを妨害しないようにすることが大切である。すなわち，コミュニケーションを図るうえで沈黙が積極的な意味をもつ場合は沈黙を守る。
●ラポール（信頼関係）の形成
　　　患者の話を聴くときの指導・相談者の視線，姿勢，身体的表現や会話により，患者自身の考えや気持ちなどを素直に話すことができるようになる。そして，親密感が生まれ指導・相談者と患者との心が通じ合う状態になることをいう。

（8） 栄養教育の評価

　栄養教育後の評価を行う場合に重要なことは，臨床効果と同時に栄養教育独自の教育の効果を評価することである。例えば，糖尿病患者の栄養教育をした場合，血糖値が低下し血糖のコントロールが良好に保てるようになることは重要であるが，そのことのみを評価基準としてしまうと栄養教育の直接的効果をみていないことになる。かりに，血糖値が低下しなかったとしても，栄養教育により食事療法の必要性や方法を知った（knowledge），日頃から食事の量や間食（おやつ）・アルコールなどに気を付けるように意識し始めた（attitude），さらに実際に食事内容が改善された（practice）ということが証明されれば，栄養教育の効果はそれぞれの段階で評価されてもよいのである。本来，血糖値は薬物，ストレス，運動などが相互に関与し変動するものであり，血糖値の変化だけで栄養教育の効果を判定することには無理がある。さらに，臨床成績だけの変化で栄養教育を評価するにも無理がある。

　また，栄養教育の評価は教育過程の各ステージ別に行われるべきであるとする意見もある。すなわち，Ⅰ　ニーズの調査，Ⅱ　目標の決定，Ⅲ　企画，Ⅳ　実施，Ⅴ　評価の段階ごとに評価を実施する必要があり，Ⅰ・Ⅱ・Ⅲが企画の評価，Ⅳがプロセスの評価，さらにⅤが結果評価となる。従来の評価方法は結果評価に限定されていたとの問題点が指摘されている。

　近年医療現場においては，QOL（quality of life）の向上も健康教育の目標として検討されてきており，栄養教育の評価としても検討が必要である。例えば，肥満症の患者に栄養教育を行って体重コントロールや血清脂質の状態が改善されれば自他各症状は改善されるが，一方で食事摂取量を制限するために空腹感が起き，あるときは仕事への集中力や持続力も低下し，患者の好物であったものや食事の際に満足できる量が食べられないなどの問題も生じ，QOL は低下する。反対に，体重コントロールが悪くなり糖尿病，脂質異常症，高血圧症などの合併症が出現した場合には，著しくQOL の低下を招くことになる。

　また，栄養教育を行うことにより，使用する医薬品の減少が可能となったり，合併症の予防ができれば医療費の軽減にもつながり，経済的効果としての評価も必要となる。

　以上のことから，栄養教育の評価は，①臨床的評価，②教育的評価，③QOL の評価，④指導方法の評価，⑤医療経済的評価の5点の側面からの検討が必要である（図1−16）。

　そして，このような，客観的で総合的な評価により改善効果がみられることで，栄養教育がより重要視されてくるのである。

図1−16　栄養教育の評価

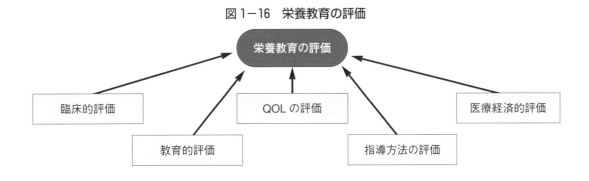

8. 栄養ケアを記録する

医療現場で管理栄養士は継続的に患者をみて，医師や看護師，薬剤師などと討議したり，他職種の記録から情報収集し，自ら実施した内容や考えを栄養ケア記録として記載する。栄養ケアの記録を医療チームの中で共通のスタイルで記載することは，チーム医療をより推進する媒体となる。

（1） 栄養ケアプロセス（NCP；nutrition care process）

栄養ケアプロセスは，目標にした栄養状態を目指して，栄養ケアを提供する手順を示したもので，対象者一人ひとりに対する栄養ケアの質の一貫性を図ることができるよう考案されている。

NCPの過程には，「栄養アセスメント」，「栄養診断」，「栄養介入」，「栄養モニタリングと評価」の4つの段階があり（図1-17），「栄養アセスメント」「栄養診断」「栄養介入」については各項目がコード化され，標準用語で表現されている。「栄養アセスメント」に入るまえに，「スクリーニングと紹介システム」があり積極的栄養管理の必要の有無が判断される。また，「栄養モニタリング・評価」をして一連の栄養ケアが終了したと判断され，退院や他施設への転出時に行った栄養ケア全体を評価・整理（振り返り）するための「アウトカム（結果）管理システム」がある。

図1-17 栄養ケアプロセス

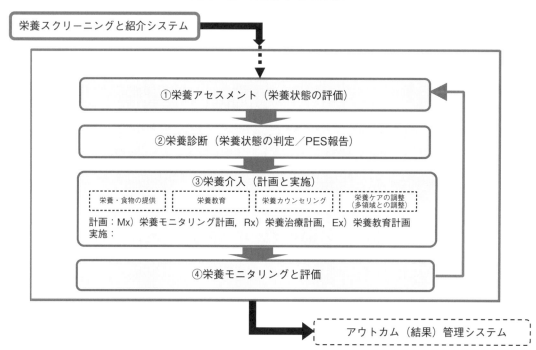

●栄養ケア標準化のためのプロセスと専門用語

医療は，病院完結型の医療から在宅へと移行しており，医療と福祉の連携や地域（在宅）連携で人々の生涯を支える社会への転換が図られている。これらの連携を円滑に行ううえでも，栄養に関する統一した言語や概念は重要となる。お互いに情報共有するためにもプロセスや専門用語の標準化は重要で，栄養士・管理栄養士も標準化された栄養ケアのプロセスと「栄養診断コード」を用いることで医療や福祉，介護，在宅と栄養管理のスムーズな連携を図ることができる。

●栄養アセスメント

栄養アセスメントに必要なデータ（表1-21）は，栄養が関係する問題点やそれらの原因，意義を判断するために必要な情報で，栄養ケアを開始するときに収集する。栄養アセスメントデータは5項目に整理され，栄養アセスメントにより栄養問題が決定される。このとき評価・判定された栄養問題が栄養診断となる。

表1-21　栄養アセスメント項目とデータ

項　　　目	指　　標
FH：食物／栄養関連の履歴	食物・栄養素摂取，食物・栄養の管理，薬剤・補助食品の利用，知識・信念・態度，行動，食物・関連用品の入手に影響する要素，身体活動と機能（身体能力）
AD：身体計測	身長，体重，体重の履歴，皮下脂肪厚，周囲径，体組成，成長パターン
BD：生化学データ，医学検査	酸塩基平衡，電解質，脂質，消化器関連（胃排出時間，便検査，VF検査など），血糖，炎症，貧血，たんぱく質，尿検査
PD：栄養に焦点を当てた身体所見	外観，バイタル，皮膚，爪，舌の状況，ツルゴール，入れ歯が合わない，咀嚼・嚥下障害
CH：個人履歴（病歴，生活環境）	・病歴（主訴，現病歴，既往歴，家族歴，個人像，系統別病歴） ・生活背景（プロフィール：家族構成，職業，社会的背景，生活環境など）

●栄養診断

　全ての栄養診断には，「定義」，「徴候／症状（徴候の特定）」，「病因（原因／危険因子）」が示されている。判定する際には，対象者の栄養アセスメント結果と栄養診断に示されている「定義」や「症状／徴候」の各指標があてはまることを確認し，「原因／病因」を考察し決定する。本書では，栄養診断の用語とコード番号のみを表1-23に示す。

　栄養診断は，P（Problem or Nutrition Diagnosis Label），E（Etiology），S（Sign/Symptoms）の3つの要素（表1-22）を用いて，『「S」の根拠に基づき，「E」が原因となった（関係した），「P」と栄養診断する』という簡潔な一文で記載する（PES報告）。したがって，「症状／徴候」，「原因／病因」は，栄養診断の重要な要素となる。

表1-22　栄養診断の記述に用いられるPES

P（Problem or Nutrition Diagnosis Label 　：問題や栄養診断）	問題や栄養診断の表示 　＊患者・クライエントの栄養状態の中で，修正すべき内容
E（Etiology：原因・要因）	栄養問題を生じさせた原因 　＊栄養介入（計画と実施）する内容となる
S（Sign/Symptoms：症状，兆候）	患者・クライエントの症状や兆候で，栄養診断を行うための根拠となる栄養評価上のデータ 　＊栄養モニターと評価のための項目となる

●栄養ケアの記録

　NCPの手順で行った栄養ケアの記録は，主観的情報（S），客観的情報（O），アセスメント（A），計画（P）（SOAP）で行う（表1-24）。

　栄養アセスメント項目（データベース）から問題点を抽出し，栄養素摂取状況の過不足等と身体状況や臨床検査データ，身体所見（嚥下障害，咀嚼できない，脱水など），生活背景から，栄養素摂取に影響を受けている（与えている）問題点を整理する。これが「栄養診断」となる。

　「栄養診断」は，あらかじめ決められた専門用語を用いて“SOAP”の「A」にPES報告の手順で記載する。決定した栄養診断は，コード番号と栄養診断名を“SOAP”のトップへ記載する。栄養診断を解決するための栄養ケアプランは，“SOAP”の「P」へMx（モニタリング計画），Rx（栄養治療計画），Ex（栄養教育，栄養相談計画）に分けて記載する。モニタリング項目は，栄養診断のS：徴候／症状の項目となり，Rx（栄養治療計画），Ex（栄養教育，栄養相談計画）には，E：要因や原因を解決するための栄養介入計画を記載する。

表1−23　栄養診断の用語

NI（Nutrition Intake：摂取量）

「経口摂取や栄養補給法を通して摂取するエネルギー・栄養素・液体・生物活性物質に関わることがら」と定義される。

NI-1	エネルギー出納	「実測または推定エネルギー出納の変動」と定義される	
		NI-1.1	エネルギー消費の亢進
		NI-1.2	エネルギー摂取量不足
		NI-1.3	エネルギー摂取量過剰
		NI-1.4	エネルギー摂取量不足の発現予測
		NI-1.5	エネルギー摂取量過剰の発現予測
NI-2	経口・経静脈栄養素補給	「対象者の摂取目標量と比較した実測または推定経口・非経口栄養素補給量」と定義される。	
		NI-2.1	経口摂取量不足
		NI-2.2	経口摂取量過剰
		NI-2.3	経腸栄養投与量不足
		NI-2.4	経腸栄養投与量過剰
		NI-2.5	適切でない経腸栄養組成
		NI-2.6	適切でない経腸栄養管理
		NI-2.7	静脈栄養量不足
		NI-2.8	静脈栄養量過剰
		NI-2.9	適切でない静脈栄養組成
		NI-2.10	適切でない静脈栄養管理
		NI-2.11	限られた食物摂取
NI-3	水分摂取	「患者（対象者）の摂取目標量と比較した，実測または推定水分摂取量」と定義される。	
		NI-3.1	水分摂取量不足
		NI-3.2	水分摂取量過剰
NI-4	生物活性物質	「単一または複数の機能的食物成分，含有物，栄養補助食品，アルコールを含む生理活性物質の実測または推定摂取量」と定義される。	
		NI-4.1	生物活性物質摂取量不足
		NI-4.2	生物活性物質摂取量過剰
		NI-4.3	アルコール過剰摂取

N-5	栄養素		「適切量と比較した，ある栄養素群または単一栄養素の実測または推定摂取量」と定義される。	
		NI-5.1		栄養素必要量の増大
		NI-5.2		栄養失調
		NI-5.3		たんぱく質・エネルギー摂取量不足
		NI-5.4		栄養素必要量の減少
		NI-5.5		栄養素摂取のインバランス
		NI-5.6	脂質とコレステロール	NI-5.6.1　脂質摂取量不足
				NI-5.6.2　脂質摂取量過剰
				NI-5.6.3　脂質の不適切な摂取
		NI-5.7	たんぱく質	NI-5.7.1　たんぱく質摂取量不足
				NI-5.7.2　たんぱく質摂取量過剰
				NI-5.7.3　たんぱく質やアミノ酸の不適切な摂取
		NI-5.8	炭水化物と食物繊維	NI-5.8.1　炭水化物摂取量不足
				NI-5.8.2　炭水化物摂取量過剰
				NI-5.8.3　炭水化物の不適切な摂取
				NI-5.8.4　不規則な炭水化物摂取
				NI-5.8.5　食物繊維摂取量不足
				NI-5.8.6　食物繊維摂取量過剰
		NI-5.9	ビタミン	NI-5.9.1　ビタミン摂取量不足　(1) ビタミン A, (2) ビタミン C, (3) ビタミン D, (4) ビタミン E, (5) ビタミン K, (6) チアミン（ビタミン B_1）, (7) リボフラビン（ビタミン B_2）, (8) ナイアシン, (9) 葉酸, (10) ビタミン B_6, (11) ビタミン B_{12}, (12) その他
				NI-5.9.2　ビタミン過剰量摂取　(1) ビタミン A, (2) ビタミン C, (3) ビタミン D, (4) ビタミン E, (5) ビタミン K, (6) チアミン（ビタミン B_1）, (7) リボフラビン（ビタミン B_2）, (8) ナイアシン, (9) 葉酸, (10) ビタミン B_6, (11) ビタミン B_{12}, (12) その他
		NI-5.10	ミネラル	NI-5.10.1　ミネラル摂取量不足　(1) カルシウム, (2) クロール, (3) 鉄, (4) マグネシウム, (5) カリウム, (6) リン, (7) ナトリウム（食塩）, (8) 亜鉛, (9) その他
				NI-5.10.2　ミネラル摂取量過剰　(1) カルシウム, (2) クロール, (3) 鉄, (4) マグネシウム, (5) カリウム, (6) リン, (7) ナトリウム（食塩）, (8) 亜鉛, (9) その他
		NI-5.11	すべての栄養素	NI-5.11.1　最適量に満たない栄養素摂取の予測
				NI-5.11.2　栄養素摂取量過剰の予測

NC（Nutrition Clinical：臨床栄養）

NC	臨床栄養	NC-1	機能的項目	「栄養素を阻害・妨害したりする身体的または機械的機能の変化」と定義される。
				NC-1.1　嚥下障害
				NC-1.2　噛み砕き・咀嚼障害
				NC-1.3　授乳困難
				NC-1.4　消化機能異常
		NC-2	生化学的項目	「治療薬や外科療法による栄養素の代謝速度の変化あるいは検査値の変化で示されること」と定義される。
				NC-2.1　栄養素代謝異常
				NC-2.2　栄養関連の検査値異常
				NC-2.3　食物・薬剤の相互作用
				NC-2.4　食物・薬剤の相互作用の予測
		NC-3	体重	「通常体重または理想体重と比較した，長期間にわたる体重あるいは体重変化」と定義される。
				NC-3.1　低体重
				NC-3.2　意図しない体重減少
				NC-3.3　過体重・病的肥満
				NC-3.4　意図しない体重増加

NB（Nutrition Behavioral/environmental：行動と生活環境）

NB	行動と生活環境		「知識，態度，信念，物理的環境，食物の入手や食の安全に関連して認識される栄養所見・問題」と定義される。
		NB-1	知識と信念	「関連して観察・記録された実際の知識と信念」と定義される。
			NB-1.1　食物・栄養関連の知識不足
			NB-1.2　食物・栄養関連の話題に対する誤った信念や態度
			NB-1.3　食事・ライフスタイル改善への心理的準備不足
			NB-1.4　セルフモニタリングの欠如
			NB-1.5　不規則な食事パターン（摂食障害：過食・拒食）
			NB-1.6　栄養関連の提言に対する遵守の限界
			NB-1.7　不適切な食物選択
		NB-2	身体の活動と機能	「報告・観察・記録された身体活動・セルフケア・食生活の質などの実際の問題点」と定義される。
			NB-2.1　身体活動不足
			NB-2.2　身体活動過多
			NB-2.3　セルフケアの管理能力や熱意の不足
			NB-2.4　食物や食事を準備する能力の障害
			NB-2.5　栄養不良における生活の質（QOL）
			NB-2.6　自発的摂食困難
		NB-3	食の安全と入手	「食の安全や食物・水と栄養関連用品入手の現実問題」と定義される。
			NB-3.1　安全でない食物の摂取
			NB-3.2　食物や水の供給の制約
			NB-3.3　栄養関連用品の入手困難

NO（Nutrition Other：その他の栄養）

NO	その他	「摂取量，臨床または行動と生活環境の問題として分類されない栄養学的所見」と定義される。	
		NO-1.1	現時点では栄養問題なし

日本栄養士会監修：『栄養管理プロセス』，第一出版（2018）より一部改変

図1-18　SOAP記載方法を応用した一例

<栄養食事指導記録の例>

症例：45歳　男性　慢性腎臓病　会社員

主訴：倦怠感，血尿

現病歴：3年前に健診にて高血圧を指摘されていたがそのまま放置していた。最近，疲れやすくて体調も悪かったが，仕事が忙しくそのためと思っていたところ，血尿が出たので，慌てて受診した。

身体計測：身長170cm，体重76kg，BMI：27.3kg/m²，標準体重：63.6kg，血圧　160/95mmHg

臨床検査データ：RBC 322×10⁴/μL，Ht 35.7%，Hb 10.5 g/dL，TP 6.7g/dL，Alb 3.4 g/dL，T-Cho 202 mg/dL，HDL-C 64 mg/dL，TG 170 mg/dL，BUN 32.6 mg/dL，Cr 2.1 mg/dL，UA 6.1mg/dL，Na 145 mEq/L，K 4.8 mEq/L，Ca 9.0 mg/dL，P 3.7 mg/dL，e-GFR 50 mL/min /1.73m²　<尿検査>　尿潜血（2+），尿たんぱく（3+），尿糖（－）

栄養に焦点をあてた身体所見：肥満

食生活：刺身や煮物，寿司などの惣菜中心。調理は，惣菜を温めたり，ご飯を炊く程度。

食事摂取状況

　　朝：パン，コーヒー（砂糖あり），ヨーグルト1個
　　昼：ほとんど外食（中華，カツ丼などこってりしたメニューが多い）
　　夕：ご飯，煮魚，煮物（野菜），味噌汁（週3～4回外食あり）
　　間食：饅頭，カステラなど1日2回
　・摂取エネルギー量　2,500～2,700kcal，たんぱく質90～100g，脂質80g
　・医師指示量：2,000kcal，たんぱく質60g

家族背景：妻と子ども2人，3年前から単身赴任

<栄養管理記録の例>

	#1　CKD NI-2.2　経口摂取量過剰　　NI-5-10-2（7）　食塩摂取量過剰
S	一人暮らしなので，家での食事は刺身や寿司などの惣菜で，簡単なものです。調理はせいぜいご飯を炊くくらいかな。昼は外食。カツ丼や中華などこってりメニューが多い。夜は週3～4回は付き合いがあるので，好きなものを注文してます。 朝：パン（菓子パンなど色々），コーヒー（砂糖あり），ヨーグルト1個 昼：ほとんど外食（中華，カツ丼などこってりしたメニューが多い） 夕：肉や刺身，生野菜など（日により異なる），（外食時，ビールコップ1杯程度）
O	身長170cm，体重76kg，BMI：27.3kg/m²，血圧　160/95mmHg 臨床検査データ：Alb 3.4 g/dL，T-Cho 202mg/dL，HDL-C 64mg/dL，TG 170 mg/dL，BUN 32.6 mg/dL，Cr 2.1 mg/dL，UA 6.1mg/dL，e-GFR 50 mL/min /1.73m²　尿潜血（2+），尿たんぱく（3+） 食事：摂取エネルギー量　2,500～2,700kcal，たんぱく質　90～100g，食塩10g ・医師指示量：2,000kcal，たんぱく質60g，食塩6g
A	e-GFR 50 mL/min/1.73m²で，CKDステージ3aと考える。医師の指示量と比較してエネルギー量は125～130%，たんぱく質量は150～170%と摂取量過剰である。BMI：27.3kg/m²でありCKD治療の上から減量もポイントとなる。また，食塩摂取量は目標量の170%と過剰で，減塩による血圧のコントロールが必要である。 （PES報告；栄養診断） ・BUN 32.6 mg/dL，Cr 2.1 mg/dL，e-GFR 50 mL/min/1.73m²，エネルギー量は125～130%，たんぱく質量は150～170%と摂取量過剰がみられたことから，CKDの食事や肥満との関連に関する知識不足が原因となった経口摂取量過剰と考える。 ・血圧160/95mmHg，食塩摂取量は目標量の170%と摂取量過剰がみられたことから，疾病に対する無関心が原因となった食塩摂取量過剰と考える。
P	Mx）食事摂取量（エネルギー，たんぱく質，食塩），体重，血圧，BUN，Cr，e-GFR Rx）2,000kcal，たんぱく質60g，食塩6g Ex）CKDと肥満の関連について 　　　腎機能が低下している時の食事について 　　　高血圧と食塩制限の効果について 　　　（外食の選び方，かけ醤油などのポイント，飲酒量）

表1-24　臨床の場における栄養ケアについての経過記録の整理方法

栄養診断(コード・用語)	NI-1.○○○　（コード）　　　　　×××× （栄養診断用語）		
S（subjective date） 主観的データ	・対象者の訴え（食事，食習慣，嗜好など），気持ち		
O （objective data） 客観的データ	・身長，体重，臨床検査データ，症状，生活背景などから，問題となる情報 ・食生活状況，摂取エネルギー・栄養素量		
A （assessment） 栄養アセスメント	"S" と "O" のデータをアセスメントした内容 　摂取エネルギー・栄養素量，生活活動，ライフスタイル，食意識の改善や栄養指導効果，治療のための知識などについて，S，O から問題点を抽出し，その経過や今後へ向けての評価，考察など。		
	栄養診断の根拠（PES） 「S」の根拠から，「E」が原因となった（関係した），「P」と考える。		
P （plan） 栄養ケア計画	Mx）S （sign/symptoms）に記載している栄養アセスメントデータで，徴候・症状はモニタリング計画となる。 Rx）E （etiology）に記載している原因を改善するための栄養治療計画となる。 Ex）E （etiology）に記載している原因を改善するための栄養教育計画となる。		

Mx）：monitoring plan （モニタリング計画），Rx）：therapeutic plan （栄養治療計画），Ex）：educational plan （栄養教育計画）

（2）　その他の記録

●栄養情報提供書

　　栄養ケアの終了時点，あるいは一定期間の治療が終了した時点でそれまでの経過の要点を整理して記録し，他施設や在宅での栄養療法の継続実施に活用するためのものである（図1-19）。

●クリニカルパス

　　現在，多くの医療施設においては入院患者の疾病別・処置別に標準化された治療スケジュール（詳細な診療計画）であるクリニカルパスが導入されつつあり，栄養領域で管理栄養士が作成や実施にかかわるクリニカルパスは栄養パスと呼ばれている。この栄養パスに対応した記録は各施設の実情に合わせ行われている。

●今後に向けて

　　栄養ケアの記録は，簡便な方式でほかの医療スタッフに十分内容を伝えることができ，かつ科学的根拠に基づいた医学（EBM：evidence-based medicine）に対応できる共通言語を用いることで，栄養ケア業務に有効活用できる。また，チーム医療やクリニカルパス，栄養パス，電子カルテへの対応可能な記録など，今後医療や福祉，在宅（地域）をとりまく環境に対応した記録が種々提案されることも推測される。

栄養情報提供書

患者氏名	
入退院日	入院日：　年　月　日　　　　　　　　　　退院（予定）日：　年　月　日

（太枠：必須記入）

	栄養管理・栄養指導等の経過	
	栄養管理上の注意点と課題	

	評価日	年　月　日	過去（　　週間）の体重変化　　増加 ・ 変化なし ・ 減少：（　　kg　　　%）
	身体計測	体重　　　kg 測定日（　／　）　BMI　　　　　　kg/m² 下腿周囲長　　　cm・不明 握力　　　kgf・不明	

栄養評価

身体所見	食欲低下	無 ・ 有 ・ 不明（　　　）	消化器症状	無 ・ 有（嘔気・嘔吐・下痢・便秘）・ 不明
	味覚障害	無 ・ 有 ・ 不明（　　　）	褥瘡	無 ・ 有（部位等　　　）・ 不明
	浮腫	無・有(胸水・腹水・下肢)・不明	その他	
	嚥下障害	無 ・ 有	特記事項	
	咀嚼障害	無 ・ 有		
検査・その他	過去1か月以内Alb値　　・　測定なし（　　）g/dL		その他	

1日栄養量		エネルギー	たんぱく質	食塩	水分	その他
必要栄養量		（　　　）kcal/標準体重kg （　　　）kcal/現体重kg	（　　　）g/標準体重kg （　　　）g/現体重kg	g	ml	
摂取栄養量		（　　　）kcal/標準体重kg （　　　）kcal/現体重kg	（　　　）g/標準体重kg （　　　）g/現体重kg	g	ml	

栄養補給法	経口 ・ 経腸（経口 ・ 経鼻 ・ 胃瘻 ・ 腸瘻）・ 静脈	食事回数：　　回/日	朝 ・ 昼 ・ 夕 ・ その他（　　　）

栄養管理に関する情報

退院時食事内容

食種	一般食 ・ 特別食（　　　　　　）・その他（　　　　　　）		

食事形態	主食種類	朝	米飯・軟飯・全粥・パン・その他（　　　）	量	g/食
		昼	米飯・軟飯・全粥・パン・その他（　　　）		g/食
		夕	米飯・軟飯・全粥・パン・その他（　　　）		g/食
	副食形態		常菜・軟菜・その他（　　　）　*)自由記載:例 ペースト		
	嚥下調整食		不要 ・ 必要　コード(嚥下調整食の場合は必須)　0j・0t ・1j ・2-1・ 2-2 ・3・4		
	とろみ調整食品の使用		無 ・ 有	種類（製品名）	使用量(gまたは包)	とろみの濃度 薄い ／ 中間 ／ 濃い
その他影響する問題点			無 ・ 有（　　　　　　）		

禁止食品	食物アレルギー	無 ・ 有	乳・乳製品 ・ 卵 ・ 小麦 ・ そば ・ 落花生・えび・かに・青魚・大豆 その他・詳細（　　　　　）
	禁止食品 (治療、服薬、宗教上などによる事項)		

退院時栄養設定の詳細

		補給量	エネルギー	たんぱく質 (アミノ酸)	脂質	炭水化物 (糖質)	食塩	水分	その他
栄養量		経口（食事）	kcal	g	g	g	g	ml	
		経腸	kcal	g	g	g	g	ml	
		静脈	kcal	g	g	g	g	ml	
		経口飲水						ml	
		合計	kcal	g	g	g	g	ml	
		（現体重当たり）	kcal/kg	g/kg				ml	
経腸栄養 詳細	種類	朝：		昼：		夕：			
	量	朝：　　ml		昼：　　ml		夕：　　ml			
	投与経路	経口 ・ 経鼻 ・ 胃瘻 ・ 腸瘻 ・ その他（　　　）							
	投与速度	朝：　　ml/h		昼：　　ml/h		夕：　　ml/h			
	追加水分	朝：　　ml		昼：　　ml		夕：　　ml			
静脈栄養 詳細	種類・量								
	投与経路	末梢 ・ 中心静脈							

備考	

【記入上の注意】

1. 必要が有る場合には、続紙に記載して添付すること。

2. 地域連携診療計画に添付すること。

（記入者氏名）

（照会先）

図1-20 栄養ケアプランの一例

氏名：○○○○　年齢：75歳　性別：女性　疾患名：脳梗塞　臨床検査：右上下肢麻痺・認知症軽度　障害状況：車いす介助
　　　ADL：50点（Barthel index）　HDS-R：21点　簡易うつスケール：18点
　　　安静時エネルギー代謝（REE）：850kcal　食事：自立　食事療法：無　栄養補給方法：経口（粥・常食）

	問　題	計画（目標）	実　施	評　価
栄養補給	血清アルブミン値3.3g/dl 体重35kg（身長145cm） 喫食率　副食70% 副食は2品のうち1品残している。 甘味の味覚が低下している。	1カ月後，血清アルブミン値3.6g/dl 1カ月後，体重36kg（3%増加） 1カ月後，副食喫食率80%	給与栄養量 エネルギー量（REE×1.5倍） 　　　　　　　　1,300kcal たんぱく質（現体重×1.5倍） 　　　　　　　　55kg たんぱく質補給として栄養補助食品を1日1個，間食に使用する（製品名○○）。 食事の形態を刻みにかえ，咀嚼しやすくする。 甘味を濃い目にし，好きな料理を取り入れる。	1カ月後，血清アルブミン値3.7g/dl 1カ月後，体重36.5kg（3%増加） 1カ月後，副食喫食率85%（栄養補助食品の喫食率100%） 副食は2品とも手をつけるようになった。 義歯が修理されたので常食に変更する。
栄養カウンセリング	低栄養状態を認識していない。 食事や栄養への関心がない。	低栄養状態の問題を理解してもらう。 食べる意欲をもってもらう。	栄養状態の説明と，栄養補給に使う栄養食品の効果についての説明。 1週間1回30分間，コミュニケーションをもつために，傾聴に時間を費やす。	低栄養状態の問題や栄養補給の説明は認識され，食べる意欲が高まり，喫食率も増大した。
その他の専門家の栄養ケア	ベッド上で一人で食べている。他患との接触があまりない。食事姿勢がくずれるため，食事後半は疲労感が強く，食事時間は30分かかる。	2週間後，車いす乗車で姿勢保持させ，朝食は床頭台で，昼・夕食は食堂で食事を取るようにする。 食事時間を20分間にする。	看護師は毎食，食堂で取るよう声をかけ，車いすに移乗させ，食堂に連れて行く。 PTは食事姿勢がよいか否かを1週間以内に観察する。	2週間後，昼・夕食とも食堂で，食事を取るようになった。食事姿勢は改善され，疲労感が軽減されて，食事時間も20分間で食べられるようになった。
	おかずをスプーンでうまくすくえない。	2週間後，自助食器にかえて食事をさせる。	PTは食事がスムーズに摂取されているか1週間以内に観察する。	2週間後，自助食器でスムーズに摂取できるようになった。
	咀嚼しにくい，義歯が不安定である（ゆるくはずれる）。	1カ月後，義歯を調整する。	歯科医師が1週間後に治療する。	1カ月後，義歯の調整を終了した。
	痛みやだるさといった不定愁訴様の発言が聞かれ「ほとんどいつも」疲れを訴える*。	1カ月後，「ときどき」疲れるといった状態にし，精神的安定を図る。	MSWはボランティアによる茶話会に1週間に1回参加させ，気分転換を図る。	1カ月後，意欲的な面もでてきて，「ときどき」疲れるといった状態までになった。
	臥床がちで，離床時間は1時間30分であるため，筋力低下，意欲の低下のおそれがあり，食欲にも影響する。	1カ月後，離床時間を3時間にする。	OTは離床時間を延ばすために，1週間に3回は体操に参加させる。	1カ月後，デイルームで過ごすことが増え，離床時間を4時間にすることができた。
栄養カンファレンス	医師の支援・指示が必要。歯科医師，MSW，看護師，PT，OTの協力が必要。栄養カンファレンスが必要。	医師，歯科医師，MSW，看護師，PT，OTの参加を得て，月1回の栄養カンファレンスを行う。	栄養士，医師，看護師が1週間後にミーティングを行い，各部門担当者にミーティング内容を文章化し，栄養カンファレンスの開催の連絡をする。	月1回の栄養カンファレンスの実施が決定した。

HDS-R：改訂長谷川式簡易知能評価スケール，*：簡易うつスケールの質問項目，MSW：医療ソーシャルワーカー，PT：理学療法士，OT：作業療法士　　　　　（介護・医療・予防研究会編：『高齢者を知る事典』，厚生科学研究所，p.47（2000））

図1-21　在宅栄養管理経過記録（例）

在宅栄養管理経過記録

クローン病
潰瘍性大腸炎

氏名

（生年月日）　身長　　　cm　IBW　　　kg　退院時（　　年　　月　　日）体重　　　kg

		年　月　日	年　月　日	年　月　日
S	食事回数	□ 1回／日 □ 2回／日 □ 3回／日	□ 1回／日 □ 2回／日 □ 3回／日	□ 1回／日 □ 2回／日 □ 3回／日
	間食	□ する □ しない	□ する □ しない	□ する □ しない
	HEN	□ 毎日実施 □ 時々実施 □ 実施しない □ 指示なし	□ 毎日実施 □ 時々実施 □ 実施しない □ 指示なし	□ 毎日実施 □ 時々実施 □ 実施しない □ 指示なし
	食事療法	□ できている □ よくわからない □ できていない □ がまんできない	□ できている □ よくわからない □ できていない □ がまんできない	□ できている □ よくわからない □ できていない □ がまんできない
	食べると具合悪くなるものがある	□ ある □ ない	□ ある □ ない	□ ある □ ない
O	EN摂取量（薬剤名） 食事摂取量	袋／日 kcal／日	袋／日 kcal／日	袋／日 kcal／日
	総摂取エネルギー	kcal／kg	kcal／kg	kcal／kg
	体重	kg	kg	kg
	AC cm			
	TSF mm（%TSF）	（　　）	（　　）	（　　）
	AMC cm（%AMC）	（　　）	（　　）	（　　）
	体脂肪率%	%	%	%
	LBM kg	kg	kg	kg
	TBW kg	kg	kg	kg
A	食事療法	□ できている □ できていない	□ できている □ できていない	□ できている □ できていない
	意欲	□ ある □ ない □ わからない	□ ある □ ない □ わからない	□ ある □ ない □ わからない
	理解力	□ 良い □ 悪い □ 普通	□ 良い □ 悪い □ 普通	□ 良い □ 悪い □ 普通
	体重減少率	□ 有意の減少あり □ 有意の減少なし	□ 有意の減少あり □ 有意の減少なし	□ 有意の減少あり □ 有意の減少なし
	栄養評価	□ 良好 □ 中等度不良 □ 重度不良	□ 良好 □ 中等度不良 □ 重度不良	□ 良好 □ 中等度不良 □ 重度不良
P	栄養指導	□ 食事内容変更 □ 再指導 □ 指示変更依頼 □ 食事調査表配布	□ 食事内容変更 □ 再指導 □ 指示変更依頼 □ 食事調査表配布	□ 食事内容変更 □ 再指導 □ 指示変更依頼 □ 食事調査表配布
	備考			
	記入者サイン			

『認定　病態栄養専門士のための病態栄養ガイドブック』（2002）

9. 主な疾患の概要と栄養管理

（1）糖 尿 病

膵臓のランゲルハンス島 β 細胞から分泌されるインスリンの作用不足で起こる代謝障害で慢性的高血糖を呈する。長期間の高血糖により網膜症，腎症や神経障害などの合併症，また，動脈硬化を起こしやすく，心筋梗塞，脳梗塞などが起きる。1 型は β 細胞の破壊によるインスリンの分泌不全でインスリン治療が不可欠である。2 型はインスリンの分泌低下と抵抗性の増大が関与し遺伝的素因を背景に過食，肥満，運動不足，ストレスなどの生活習慣・環境・加齢などが絡んで発症する。

〈治 療〉

食事療法，運動療法，内服薬やインスリン注射による薬物療法が治療の 3 本柱である。これにより血糖，血圧，血清脂質，体重などをコントロールして合併症の進展を予防する。

表1−25 糖尿病の血糖コントロール目標 （日本糖尿病学会，2013）

目　標	HbA1c%
血糖正常化を目指す際の目標 ＊適切な食事療法や運動療法だけで達成可能な場合 ＊薬物療法中でも低血糖などの副作用なく達成可能な場合	6.0 未満
合併症予防のための目標 ＊対応する血糖値としては，空腹時血糖値 130mg/d*l* 未満，食後 2 時間血糖値 180mg/d*l*　未満をおおよその目安とする	7.0 未満
治療強化が困難な際の目標 ＊年齢・心血管合併症の既往や低血糖などの理由で治療強化が難しい場合	8.0 未満

注：高齢者糖尿病の血糖コントロール目標として，対象者を認知機能と ADL でカテゴリーⅠ〜Ⅲに区分し，目標値が設定された（日本糖尿病学会・日本老年医学会，2016）。HbA1c 値 7.0% 未満から 8.5% 未満で目標を設定。

〈栄養補給〉

① 日常生活に必要かつ適正なエネルギー量とし，この範囲内で栄養バランスを整える。

② 動脈硬化予防を考えて脂肪の量，脂肪酸の比率を考慮する。

③ 糖の吸収抑制や大腸がんの予防などで食物繊維は 1 日 20g 以上とする。

④ 食物繊維，ビタミンやミネラルの給源となる野菜は 350g 以上とする。

⑤ アルコール，嗜好飲料，おやつは原則禁止とし，やむを得ない場合は最小限にとどめる。

⑥ 高血圧，脂質異常症，腎症を合併している場合は，食塩 6g/日未満とし，減塩食に慣れる。

⑦ 食事は楽しくゆっくりよくかんで食べる。

表1−26 糖尿病の栄養基準

エネルギー（kcal）	炭水化物（%エネルギー）	たんぱく質（%エネルギー）	脂 肪（%エネルギー）	ビタミン・ミネラル	食 塩（g/日）	食物繊維（g/日）
身体活動 （軽 労 作）標準体重×25〜30 （普通の労作）標準体重×30〜35 （重い労作）標準体重×35〜	50〜60	15〜20 以下	20〜25 以下	食事摂取基準	男性7.5未満 女性6.5未満	20〜25

〈栄養相談の進め方〉

食事療法を毎日かつ長期間継続することは患者，家族にとってストレスであり「なぜわたしが？」「意志が弱くて」との葛藤もある。まず，患者の話をよく聴き共感的態度をもつところから取り組む。そして，継続相談により食事療法についての段階的な理解と，信頼できる人間関係が構築できるよう努める。また，血糖コントロール状況の評価は，薬剤（表5−1，5−2）使用状況とも併せて行う。

① 糖尿病では食事療法が治療の基本であること，治療の目的である合併症を予防するためにも食事療法が重要であることをわかりやすく説明して理解を得る。

② 患者の年齢，食習慣，社会的環境，調理担当者を含む家族構成，理解力などの情報，問題点を把握して個々人に合わせて相談内容や方法を考える。

③ 糖尿病の自覚症状と検査値，糖代謝・脂質代謝異常など病態を関連付けてわかりやすい説明で動機付けをする。

④ 医師の指示栄養量を食品構成にする。

⑤ 「糖尿病食品交換表」を応用して群別，単位，朝昼夕食の配分，交換の実際などを説明すると便利である。食品模型など患者に合った媒体を選択する。

⑥ 実践目標（例　体重，HbA1c，くだものを半量にするなど）を話し合って決める。

⑦ 外食についての栄養のバランス，栄養量，選び方，補正の方法など媒体を用いて指導する。単身赴任者，高齢者家庭などでは食事の宅配情報なども効果的である。

⑧ 運動療法の効果，実際の取り組み方を指導する。

⑨ 食事を記録してもらう。

⑩ 主治医，紹介医への回答や報告，栄養カルテの記載や整理を行う。

（2）脂質異常症

〈脂質異常症の診断基準〉

空腹時血清 LDL コレステロール値 140（境界域 120〜139）mg/dl，HDL コレステロール 40mg/dl 未満，トリグリセライド 150mg/dl 以上，またはいずれかが異常値である場合をいう（表 1−27）。脂質異常症を放置すると動脈硬化が進み，心筋梗塞や腎臓の障害など重大な合併症が起こりやすい。

〈治　療〉

適正体重を維持し，ストレスの解消，禁煙，睡眠，飲酒，食事などのライフスタイルを改善する。食事療法，運動療法を行い，十分な改善がみられないときは薬物療法等を行う。

表 1−27　脂質異常症の診断基準（日本動脈硬化学会，2022）

LDL コレステロール	140mg/dL 以上	高 LDL コレステロール血症
	120〜139mg/dL	境界域高 LDL コレステロール血症**
HDL コレステロール	40mg/dL 未満	低 HDL コレステロール血症
トリグリセライド	150mg/dL 以上（空腹時採血），175mg/dL（随時採血）*	高トリグリセライド血症
Non-HDL コレステロール	170mg/dL 以上	高 non-HDL コレステロール血症
	150〜169mg/dL	境界域高 non-HDL コレステロール血症**

* 基本的に 10 時間以上の絶食を「空腹時」とする。ただし水やお茶などカロリーのない水分の摂取は可とする。空腹時であることが確認できない場合を「随時」とする。

**スクリーニングで境界域高 LDL-C 血症，境界域高 non-HDL-C 血症を示した場合は，高リスク病態がないか検討し，治療の必要性を考慮する。

● LDL-C は Friedewald 式（TC − HDL-C − TG/5）で計算する（ただし空腹時採血の場合のみ）。または直接法で求める。

● TG が 400mg/dL 以上や随時採血の場合は non-HDL-C（＝TC − HDL-C）か LDL-C 直接法を使用する。ただしスクリーニングで non-HDL-C を用いるときは，高 TG 血症を伴わない場合は LDL-C との差が＋30mg/dL より小さくなる可能性を念頭においてリスクを評価する。

● TG の基準値は空腹時採血と随時採血により異なる。

● HDL-C は単独では薬物介入の対象とはならない。

〈栄養ケアのポイント〉

動脈硬化性疾患は遺伝要因に過食や喫煙，身体活動不足などの環境因子が加わり発症する。「動脈硬化性疾患予防ガイドライン 2022 年版」を参考に生活習慣の改善にそった栄養ケアを行う（表 1−28）。禁煙と受動喫煙の回避，適正体重の維持，減塩などがポイントとなる。

表 1−28　動脈硬化性疾患予防のための食事（日本動脈硬化学会，2022）

・総エネルギー摂取量（kcal/日）は，一般に目標とする体重（kg）*×
　身体活動量（軽い労作で 25〜30，普通の労作で 30〜35，重い労作で 35〜）とする
・脂肪エネルギー比率を 20〜25%，飽和脂肪酸エネルギー比率を 7% 未満，コレステロール摂取量を 200mg/日未満に抑える
・n-3 系多価不飽和脂肪酸の摂取を増やす
・工業由来のトランス脂肪酸の摂取を控える
・炭水化物エネルギー比率を 50〜60% とし食物繊維は 25g/日以上の摂取を目標とする
・食塩の摂取は 6 g/日未満を目標にする
・アルコール摂取を 25g/日以下に抑える

＊年齢により，BMI によって算出する。

〈栄養相談の進め方〉

① 自覚症状はほとんどない。臨床検査値や今後予測される合併症等を説明して，食事療法についての理解を促す。薬剤がすでに処方されている場合がある（表5-5）ので，指導・相談効果判定に際しては必ずチェックする。

② エネルギー摂取を適正にして標準体重を維持する。食べ過ぎない。腹八分目をすすめる。

③ たんぱく質は魚，肉，大豆製品を中心に1日55〜70g位摂取をすすめる。

④ S：M：P比＝3：4：3,脂肪エネルギー比20〜25％とし，肉類より魚類を多くとるようにすすめる。

⑤ 野菜，海藻，きのこ，こんにゃく類を食事ごとに両手でいっぱいとり（120g：毎食2品），食物繊維の摂取をすすめる。

⑥ 適量の果物と緑黄野菜，イモ類によりビタミン（E，C，カロテン）を十分とる（ただし果物，イモ類は1日80〜100kcal以内）。

⑦ アルコール，菓子，ジュース，果物の過剰摂取は中性脂肪を増やすので該当者には注意を促す。

⑧ 外食・市販の弁当は選び方でエネルギー，コレステロール含量が変わることや，カルシウムを多く含む小魚はコレステロールも多い（内臓）ので食べ過ぎないなど具体例を示す。

⑨ 適度の運動を習慣として続ける。HDLコレステロールを増加させる。

⑩ 毎日の生活上の注意：禁煙，ストレス解消，十分な睡眠をとる。

⑪ 栄養相談後約3か月経過した時点で体重，血液検査データをモニタリングし経過観察する。

（3） 高 血 圧

高血圧治療ガイドライン（2019）で，高血圧は診察室血圧で収縮期血圧140mmHg以上かつまたは拡張期血圧90mmHg以上とされている（表1-29）。高血圧患者の90％以上が本態性高血圧で，発症原因が明らかでないとされるが食事を含めた生活習慣が関与している。動脈硬化，腎疾患，妊娠高血圧症候群などによるものを二次性高血圧という。

表1-29　成人における血圧値の分類（日本高血圧学会，2019）

分　類	診察室血圧（mmHg）		家庭血圧（mmHg）	
	収縮期血圧	拡張期血圧	収縮期血圧	拡張期血圧
正常血圧	＜120　　　かつ	＜80	＜115　　　かつ	＜75
正常高値血圧	120－129　　かつ	＜80	115－124　　かつ	＜75
高値血圧	130－139　かつ／または	80－89	125－134　かつ／または	75－84
Ⅰ度高血圧	140－159　かつ／または	90－99	135－144　かつ／または	85－89
Ⅱ度高血圧	160－179　かつ／または	100－109	145－159　かつ／または	90－99
Ⅲ度高血圧	≧180　かつ／または	≧110	≧160　かつ／または	≧100
（孤立性）収縮期高血圧	≧140　　　かつ	＜90	≧135　　　かつ	＜85

〈治　療〉

目的は高血圧をコントロールして心臓，脳，腎臓など器質的障害を防ぎ，重大な疾病の発症を予防する。高血圧が持続すれば，まずは減塩を中心にした食事療法と生活習慣の改善を行う。その効果が現れない場合や食塩非感受性高血圧では降圧剤による薬物療法（表5-5参照）が行われる。

〈栄養補給〉

① 食塩制限：6g/日未満

② 適正体重の維持：標準体重に近づけると降圧効果がある。肥満は循環器をはじめ多くの合併症の原因となる。BMIで25kg/m³を超えない。食事量，内容の見直しと適度の運動をする。エネルギーは30〜35kcal/kgとし，肥満者では25〜30kcal/kgとする。

③ たんぱく質は1.0〜1.2g/kgとし，カルシウム，マグネシウムと十分なカリウムを摂取する。利尿剤による低カリウム血症や腎機能の低下による高カリウム血症に注意する。

④　飽和脂肪酸，コレステロールの摂取も控える。エネルギー比率20～25%

⑤　野菜，果物の積極的摂取。食物繊維を多く摂取する（20～25g/日）。

⑥　禁酒・節酒：エタノールで男性は20～30mℓ/日以下，女性は10～20mℓ/日以下に制限する。

⑦　軽い有酸素運動（毎日30分，または180分/週以上）

⑧　禁煙

〈栄養相談の進め方〉（減塩 6 g 例）

　口から入る食塩を減らす。日本人成人の摂取量は 1 日に約10g（平成30年度国民健康・栄養調査）で，約1/3減らして 6 g にコントロールする。

①　1 日の食塩摂取量と味付けの好みを聞き取り具体的なプランを作成する。

②　調理担当者と本人が同席できる栄養相談の場を設定する。家族で減塩に取り組み，うす味に慣れることがポイントである。

③　おいしい，きれいな，そして満足される減塩食のレシピを準備する。

〈減塩方法の実際〉

①　1 日分の 食塩 6 g を 3 食に分ける。

　　　（例）朝食──1.5g→具の多い味噌汁 1 杯（1.5）

　　　　　　昼食──2g→しょうゆ小さじ 2 杯（1.6）

　　　　　　夕食──2.5g→塩小さじ $\frac{1}{4}$（1）　しょうゆ小さじ 2 杯（1.6）

②　煮物の味付けはしょうゆ，砂糖を半分量にする。早めに煮ておくと味がしみ込みおいしくなる。

③　加工食品を控える。

④　汁物は天然だしを使い，具の量と種類を多くして汁を減らし，1 日に 1 杯にする。

⑤　麺類の汁は一口飲んで麺を食べ，最後に 一口飲んであとは残す。

⑥　自家製のだし割しょうゆ，酢しょうゆ，ドレッシングなどをつくり置く。

　　「少しかける」，「かけないで食べる」に慣れる。酸味や香りを生かした料理にする。

⑦　塩魚，干し魚，つけもの，佃煮や珍味などは買わない，食べない，ほんの少しにする。

（4）肝 疾 患

●脂 肪 肝

　肝細胞の中に脂肪，主に中性脂肪が 5 % 以上たまった状態である。原因は大部分が肥満や糖尿病で，食事を含む生活習慣に問題があり過栄養性脂肪肝である。肝硬変や肝がんに進行する場合もある。その他にアルコール性，薬物性，急性妊娠性脂肪肝がある。

〈治　療〉

　減食と運動で体重を減らす，アルコール摂取を減・禁止するなど，原因を除き，生活習慣を改善することである。栄養治療は糖尿病を参考にする。

●慢性肝炎・代償性肝硬変

　なんらかの原因で肝細胞が壊れ続ける状態である。原因としては肝炎ウイルス，中でも B 型（HBV）と C 型（HCV）が慢性肝炎になりやすいタイプとされ原因の約80%を占める。ウイルス以外にアルコールの多飲，自己免疫性などがある。

　C 型肝炎では，発症から20～30年で肝硬変・肝がんへ進行し，B 型には少ないという特徴がある。

〈治　療〉

　ウイルス除去や，薬物治療で進行を遅らせることが目標となる。

〈食事療法〉

　適正エネルギーで栄養バランスのよい食事内容とする。C 型慢性肝炎患者に対する抗酸化ストレス療法として抗酸化物質の投与，瀉血療法と低鉄食などによる除鉄療法が注目されている。

●非代償性肝硬変

　黄疸，腹水，浮腫，意識障害，吐血などの臨床症状がみられる時期である。進行するとたんぱく・

エネルギー低栄養状態（PEM）がみられる。

〈治　療〉

①食事・栄養療法，②適度の運動，③薬物療法

〈栄養ケアのポイント〉

患者は全身倦怠感と易疲労感を訴える。これを改善することが QOL の向上につながる。

早朝の飢餓状態を改善するため，就寝前に軽食を摂取する。消化がよく，栄養バランスの優れているものが適する（200 kcal でたんぱく質 10 g 程度）。

表1-30　非代償性肝硬変の症状と食事

症　状	食　事　の　工　夫
黄疸	・油脂の少ないあっさりとした食事とする。 ・嗜好をとり入れる。
腹水・浮腫	・食塩制限（高血圧　減塩方法の実際，p.49 参照） ・たんぱく質は食べやすい工夫をして 1.2～1.5g/kg 摂取する。
高アンモニア血症	・たんぱく質は 1 日 40g 程度（0.6g/kg/日）に制限する。高アンモニア血症改善後はアミノ酸のインバランス改善のための分岐鎖アミノ酸製剤と食事のたんぱく質とを合わせて 1.2～1.5g/kg とする。 ・便秘を防ぐ。新鮮な野菜を薄味でたっぷり（300～400g/日）摂取する。
食道静脈瘤	・軟らかい食事をよくかんで食べる。 ・固い食品を避ける（固い煎餅，豆菓子，干物，フライ等）。 ・食道を刺激しない（熱すぎる，酸味がつよい，香辛料など）。 ・カプセルの薬剤はたっぷりの水で飲む。治療直後は粉剤がよい。
耐糖能異常	・エネルギーを 30kcal/kg として，血糖のコントロールをする（糖尿病，p.46 参照）。 ・4～5 回の分割摂取を行う。

（5）　腎　疾　患

●腎　不　全

急性腎不全（acute renal failure）と慢性腎不全（chronic renal failure）に分けられる。急性腎不全は，日または週の単位で急速に腎機能が低下し，体液の恒常性が維持できなくなり，窒素代謝産物（尿素，クレアチニン，尿酸など）の蓄積，電解質異常，代謝性アシドーシスなどをきたす。原因によって，腎前性（腎以外の原因による腎血流量の減少），腎性（腎実質の障害），腎後性（尿路の閉塞）に分けられる。症状は病気の進行（乏尿・無尿期，利尿期，回復期）によって変化する。

慢性腎不全は，普通は数年から十数年の経過をたどり徐々に腎機能が低下し，尿毒症に陥るものである。いったん慢性腎不全に陥れば不可逆的で進行性に悪化し，透析療法や腎移植を必要とする状態に至ることが多い。慢性腎臓病（CKD）の病期分類では，ステージ 4～5 に相当する。

慢性腎不全では，腎不全の進行とともに糸球体濾過量（GFR）が低下し，水・電解質異常，尿毒症物質の蓄積，エリスロポエチンやレニンの産生障害，ビタミン D_3 活性化の障害などが起こる。

〈治　療〉

① 急性腎不全：腎前性，腎性，腎後性によって大きく異なる。腎機能が回復するまで，安静，栄養管理によって生命を維持する。BUN 上昇，電解質異常（浮腫，高カリウム血症，アシドーシスなど）が高度になった場合には透析療法を行う。

② 慢性腎不全：保存療法で薬物療法（降圧薬，経口吸着炭，電解質異常・アシドーシス・高尿酸血症などの対症療法），食事療法（たんぱく質制限，塩分制限，十分なエネルギー摂取），生活指導・相談を行う。

③ 末期腎不全：血液透析，腹膜透析，腎移植を行う。

〈栄養補給〉

　急性腎不全の栄養食事療法は，状況により弾力的に変える。急性期には食欲不振や経口摂取不可の頻度が高く，TPN による管理が必要なことが多い。

　急性腎不全の栄養基準は，表1-31 に準じる。また，保存期慢性腎不全の栄養基準を表1-32 に示す。

① エネルギー：エネルギー量は十分摂取する（25～35kcal/kg/日）。高齢者，女性，肥満症例で多すぎる場合は，個々に適正なエネルギー量とする。

② たんぱく質：ステージ4では0.6g/kg/日とするが，腎機能が安定していれば緩和することも可能である。厳しい低たんぱく質食（0.4～0.5/kg/日）では，エネルギー摂取不足による体たんぱく質量減少の危険性に十分注意する必要がある。摂取たんぱく質はアミノ酸価の高い動物性たんぱく質を主体にする。

③ 食　塩：食塩は3g以上6g/日未満とする。浮腫合併例では5g/日以下を目標とする。

④ 水　分：ネフローゼ症候群合併例やステージ5では尿量＋不感蒸泄量とする。

⑤ カリウム（K）・リン（P）：高カリウム血症，高リン血症を伴うときはカリウム制限あるいはリン制限とする。

⑥ カルシウム（Ca）：低たんぱく質食では，摂取カルシウム量は少なくなる。通常の食品での補給は難しく，カルシウム製剤で補うことが望ましい。

〈栄養相談の進め方〉

　低たんぱく質食事療法では，制限による栄養障害を防ぐための工夫がポイントとなる。

① たんぱく質摂取量を腎機能低下抑制のための量まで減少させる。

② 炭水化物や脂質から十分にエネルギーを摂取し，脂質エネルギー比は20～25%とする。エネルギーの高い低たんぱく質治療用特殊食品を取り入れる。

表1-31　急性糸球体腎炎の栄養基準量 （1日当たり）

	総エネルギー（kcal/kg）	たんぱく質（g/kg）	食　塩（g）	カリウム（g）	水　分（ml）
急　性　期	35*	0.5	0～3	5.5mEq/l 以上のときは制限する	前日尿量＋不感蒸拙量
回復期および治癒期	35*	1.0	3～5	制限せず	制限せず

＊高齢者，肥満者に対してはエネルギー減量を考慮する。

表1-32　CKD ステージによる食事療法基準 （日本腎臓学会，2014）

ステージ（GFR）	エネルギー（kcal/kgBW/日）	たんぱく質（g/kgBW/日）	食塩（g/日）	カリウム（mg/日）
ステージ 1（GFR≧90）	25～35	過剰な摂取をしない	3≦ ＜6	制限なし
ステージ 2（GFR 60～89）		過剰な摂取をしない		制限なし
ステージ 3a（GFR 45～59）		0.8～1.0		制限なし
ステージ 3b（GFR 30～44）		0.6～0.8		≦2,000
ステージ 4（GFR 15～29）		0.6～0.8		≦1,500
ステージ 5（GFR＜15）		0.6～0.8		≦1,500

注）・エネルギーや栄養素は，適正な量を設定するために，合併する疾患（糖尿病，肥満など）のガイドラインなどを参照して病態に応じて調整する。性別，年齢，身体活動度などにより異なる。
　　・体重は基本的に標準体重（BMI＝22）を用いる。

③　食事全体のアミノ酸スコアを 100 に近づけるために，主食類はでんぷん製品あるいはたんぱく質調整食品を用いて制限する。たんぱく質の給源は，その 60% 以上を動物性食品とする。

●透析療法

腎不全に陥った腎臓にかわり，人工透析で生命維持をする療法。大きく分けると，2 種類で，血液透析（HD：hemodialysis）と腹膜透析（PD：peritoneal dialysis）である。

血液透析：透析膜（ダイアライザー）を介し，末期腎不全患者の血液と透析液との間で，血液中の尿毒物質や水分の除去および体内に不足する物質の補給を行う。透析は週 2〜3 回，1 回 3〜5 時間行われる。そのたびに通院する必要がある。

腹膜透析：腹腔内に透析液（1.5〜2 *l*）を注入し，浸透圧差を利用し腹膜を透析膜として，一定時間（2〜8 時間）放置した後排液して，老廃物の除去，電解質や水分の是正を行う。在宅で毎日24時間連続した治療が可能なのが持続携行式腹膜透析(CAPD：continuous ambulatory peritoneal dialysis)で，生体の恒常性を保ちやすく安定している。夜間の睡眠中を利用する腹膜透析もある。

〈栄養基準〉

表 1−33　CKD ステージによる食事療法基準（日本腎臓学会，2014）

ステージ 5D	エネルギー (kcal/kgBW/日)	たんぱく質 (g/kgBW/日)	食塩 (g/日)	水分	カリウム (mg/日)	リン (mg/日)
血液透析 （週 3 回）	30〜35[注1,2]	0.9〜1.2[注1]	<6[注3]	できるだけ少なく	≦2,000	≦たんぱく質(g) ×15
腹膜透析	30〜35[注1,2,4]	0.9〜1.2[注1]	PD 除水量 (*l*)×7.5 ＋尿量 (*l*)×5	PD 除水量 ＋尿量	制限なし[注5]	≦たんぱく質(g) ×15

注 1）体重は基本的に標準体重（BMI＝22）を用いる。
　 2）性別，年齢，合併症，身体活動度により異なる。
　 3）尿量，身体活動度，体格，栄養状態，透析間体重増加を考慮して適宜調整する。
　 4）腹膜吸収ブドウ糖からのエネルギー分を差し引く。
　 5）高カリウム血症を認める場合には血液透析同様に制限する。

〈栄養補給〉

透析患者の栄養状態を良好に維持するには，十分なエネルギーとたんぱく質，ビタミンの補給やミネラル，水分の適切な管理が重要である。

①　血液透析：エネルギー量は，BMI＝22 となる標準体重を維持する量を目安とし，患者の性別，年齢，生活活動度により決定する。1 日の水分摂取量は，残腎尿量や透析間体重増加量，透析によって除水可能な範囲内で設定される。一般には，透析間の体重増加率をドライウエイトの 2〜6% 以内にとどめるよう，体重増加量をみながら水分摂取量を調節する。ナトリウムの過剰摂取による血清浸透圧値の上昇は口渇の原因となり，過剰な飲水を招くことから，食塩と水分の管理は重要である。

②　腹膜透析：エネルギー量は，BMI＝22 となる標準体重を維持する量を目安とし，患者の性別，年齢，生活活動度により決定する。ただし，腹膜から透析液のグルコース（ブドウ糖）が吸収されるため（糖高濃度液約 240kcal，糖中濃度液約 120kcal，糖低濃度液約 60kcal），その分のエネルギー量を差し引いたものを食事からのエネルギー量とする。血液透析同様，水分，食塩の管理は重要である。摂取水分と排出量が等しくなるよう管理する。

〈栄養相談の進め方〉

①　具体的な食品選択方法，メニューの組み立て方，調理技法などの紹介や継続相談を行い，1 日に摂取すべき食品の量を把握させる。

②　カリウム，カルシウム，リンについての食事相談が重要である。カリウム制限食調理のポイントについて，たんぱく質やカルシウム含量の多い食品は通常リン含有量も多いため，適切な摂取方法について指導が必要となる。

（6） 高齢者疾患（嚥下障害：difficulty of swallowing）

摂食・嚥下には口腔，咽頭，食道，一部鼻腔の器官が関与する。特に口腔と咽頭，鼻腔は呼吸と発声にも関与する。摂食，嚥下はスムーズな一連の流れであるが，嚥下障害は，これら口腔，咽頭，食道で行われるべき随意運動や不随意運動が，器質的障害や機能的障害が起こった結果生じる。具体的には，咽頭部のつかえ感，通過感，不快感などを生じ嚥下動作がスムーズに行えない状態である。嚥下障害は誤嚥性肺炎，窒息などの誘因となり，飲食量の減少をきたしやすく，脱水症状，低栄養状態となりやすい。また，食べる楽しみの喪失の原因にもなる。

表1-34　嚥下のプロセス

1. 先行期（認知期）	飲食物の形や質・量を認識。食べ方の判断や唾液の分泌を促進
2. 準備期（咀嚼期）	食べ物を咀嚼し，飲み込みやすい形状（食塊）にする
3. 口腔期	舌の運動によって，口腔かライン等へ食塊を送る
4. 咽頭期	口峡（口腔と咽頭の境）粘膜への摂食刺激により，下，口蓋，咽頭が食塊を咽頭に送る。 ①～④の咽頭反射が起こる ①口蓋筋が口峡を狭め，食塊の口腔への逆流を防ぐ ②軟口蓋が挙上され，食塊の鼻腔への逆流を防ぐ ③口腔底や咽頭，喉頭が挙上され，喉頭口を閉鎖 ④咽頭収縮筋により，食塊を食堂へと送り込む
5. 食道期	食道の蠕動運動により食塊を噴門へと送る。食道の蠕動運動は毎秒4cm程度

〈栄養評価〉

嚥下障害により，一般的には食事摂取量の長期的な減少があり低栄養状態を招く。また，飲食物の誤嚥により肺炎（誤嚥性肺炎）を来すことも多くみられ，特に高齢者の場合には予後を左右することも少なくない。身体計測（BMI，体脂肪量），嚥下機能評価を行い，栄養状態を評価する。摂食・嚥下障害の評価には，VF：嚥下造影検査やVE：嚥下内視鏡検査があり，スクリーニングテストとして，反復唾液飲みテスト，水飲みテスト，フードテストが行われる。

〈治　療〉

① 間接訓練：食物を用いないで行う訓練で，摂食・嚥下にかかわる器官の働きを改善させることを目的とする。

・触覚刺激；水の刺激，氷の刺激

・嚥下体操；首，肩の運動，呼吸，構音の訓練

・頸部挙上訓練；咽頭挙上筋強化

・嚥下反射促通手技；嚥下反射誘発

② 直接訓練：実際に食物を用いて行う訓練である。

・嚥下前回旋；頸部を回旋する

・交互嚥下；食物と嚥下を交互に行う

・嚥下の意識化；無意識な嚥下を意識化する

・摂食時の姿勢；問題点を補う姿勢を選択する

③ 口腔ケア：摂食訓練を開始するための前準備として口腔内環境の整備の目的と，食事開始後のう蝕の予防，歯牙の保存，誤嚥性肺炎の予防となる。

〈栄養補給〉

① 意識レベルを含め嚥下状態，特に舌や咽頭の動き，消化管の機能を確認し誤嚥しやすい食形態を避けて，嚥下しやすいテクスチャーに調製した嚥下食とし，可能な限り，経口摂取を原則とする。水分量の確保には十分注意する。

・好ましい食品の形態：プリン状（プリン，ババロア，ムース），ゼリー状（牛乳・ジュースのゼリー，有糖ヨーグルト），ポタージュ状（クリームスープ，シチュー），ネクター状，蒸し物（豆腐，茶碗蒸し；やまいも20％含），すり身（やまいも，まぐろ，さけ），粥状，乳化状（アイスクリーム）

・注意する食品：凝集性の低い食品（水・味噌汁・スープ，豆腐，卵豆腐等）はゼラチン，片栗粉，増粘剤などを使用し凝集性とすべりを高める。食塊の大きい食品，ひき肉，繊維質の多い野菜，ごま，ピーナッツ・大豆などの豆類，のり・わかめなど口腔内に付着しやすいものは控える。

② 患者の状態に応じて静脈栄養（TPN, PPN）や経腸栄養を併用して栄養素量を確保する。

・嚥下障害で，意識障害，認知症などがあり，経鼻的チューブの挿入が困難な場合，4週間以上の長期経腸栄養の必要がある場合には，胃瘻・腸瘻ルートを選択する。

・経腸栄養製品の（半）固形化：経腸栄養製品（剤）は液体のものが多く，細いチューブでも投与しやすいようになっている。最近では栄養剤の固形化─半固形化製品が開発されており，使用されている。利点としては，短時間での投与が可能となり，短時間であるため，QOLの改善，褥瘡発生の予防となり，便性の改善が期待できる。

〈栄養相談の進め方〉

栄養相談にあたっては患者，家族に十分な説明と同意を得る。

① 患者の栄養状態の評価を行う。

② 安全で患者が安心して栄養補給ができる食品を選択し，栄養補給計画を立てる。

③ 体幹姿勢の保持による気道の確保，自助具などの利用で安全な食物摂取が可能となるように指導する。

④ 経口摂取のみで必要栄養素等量が確保できない場合，経腸栄養法との併用になる。患者の残された機能を最大限に引き出して，可能な限り経口摂取をすすめる。多職種協働による口腔ケア，リハビリテーションなどが重要となる。

図1-22　嚥下調整食分類（日本摂食嚥下リハビリテーション学会，嚥下調整食分類2021）

コード【I-8項】		名称	形態	目的・特色	主食の例	必要な咀嚼力【I-10項】
0	j	嚥下訓練食品0j	均質で，付着性・凝集性・かたさに配慮したゼリー　離水が少なく，スライス上にすくうことが可能なもの	重度の症例に対する評価・訓練用　少量をすくってそのまま丸呑み可能　残留した場合でも吸引が容易　たんぱく質含有量が少ない		（若干の送り込み能力）
	t	嚥下訓練食品0t	均質で，付着性・凝集性・かたさに配慮したとろみ水　（原則的には，中間のとろみあるいは濃いとろみのどちらかが適している）	重度の症例に対する評価・訓練用　少量ずつ飲むことを想定　ゼリー丸呑みで誤嚥したりゼリーが口中で溶けてしまう場合　たんぱく質含有量が少ない		（若干の送り込み能力）
1	j	嚥下調整食1j	均質で，付着性・凝集性，かたさ，離水に配慮したゼリー・プリン・ムース状のもの	口腔外で既に適切な食塊状となっている（少量をすくってそのまま丸呑み可能）　送り込む際に多少意識して口蓋に舌を押しつける必要がある　0jに比し表面のざらつきあり	おもゆゼリー，ミキサー粥のゼリーなど	（若干の食塊保持と送り込み能力）
2	1	嚥下調整食2-1	ピューレ・ペースト・ミキサー食など，均質でなめらかで，べたつかず，まとまりやすいもの　スプーンですくって食べることが可能なもの	口腔内の簡単な操作で食塊状となるもの（咽頭では残留，誤嚥しにくいように配慮したもの）	粒がなく，付着性の低いペースト状のおもゆや粥	（下顎と舌の運動による食塊形成能力および食塊保持能力）
	2	嚥下調整食2-2	ピューレ・ペースト・ミキサー食など，べたつかず，まとまりやすいもので不均質なものも含む　スプーンですくって食べることが可能なもの		やや不均質（粒がある）でもやわらかく，離水もなく付着性も低い粥類	（下顎と舌の運動による食塊形成能力および食塊保持能力）
3		嚥下調整食3	形はあるが，押しつぶしが容易，食塊形成や移送が容易，咽頭でばらけず嚥下しやすいように配慮されたもの　多量の離水がない	舌と口蓋間で押しつぶしが可能なもの。押しつぶしや送り込みの口腔操作を要し（あるいはそれらの機能を賦活し），かつ誤嚥のリスク軽減に配慮がなされているもの	離水に配慮した粥など	舌と口蓋間の押しつぶし能力以上
4		嚥下調整食4	かたさ・ばらけやすさ・貼りつきやすさなどのないもの　箸やスプーンで切れるやわらかさ	誤嚥と窒息のリスクを配慮して素材と調理方法を選んだもの　歯がなくても対応可能だが，上下の歯槽堤間で押しつぶすあるいはすりつぶすことが必要で舌と口蓋間で押しつぶすことは困難	軟飯・全粥など	上下の歯槽堤間の押しつぶし能力以上

10. ベッドサイドを訪問する

（1） ベッドサイド訪問前の確認と準備

●目　　的
医療人として，また栄養の専門職として信頼される行動がとれる。

●準　　備
① 患者情報を得る。オーダリング，電子カルテなどのシステムが構築されていれば栄養部門で臨床検査データが得られる。電子化されていない場合は，スタッフステーションでカルテを読む，看護師からの病状の聴取などにより把握する。記録データの取り扱い，処分は慎重に行う（守秘義務）。
  - 年齢，性別，職業
  - 病状：病名，栄養状態，病態に関する臨床検査データ，カンファレンス（ミーティング）のサマリー
  - 食事：食事内容と個別対応，喫食率(摂取栄養量)，ベッドサイド訪問日(あるいは前日，翌日)の献立
② 服装をととのえる。
  - 服装：クリーンな白衣，はきものは清潔で靴音がしないもの
  - 身だしなみ：派手な化粧や香水はしない。長い髪はまとめる
③ 持ち物（コンパクトに）を確認する。
  - 患者情報
  - アンケートや相談資料，食事指示箋
  - 筆記用具
  - アセスメント用具，電卓，食事基準表など

●病棟，スタッフステーション（実習施設の栄養士・管理栄養士など指導者の指示に従って行うこと）
  - 患者訪問の予定を告げ，情報を得る（他部門との連携，よい関係が大切である）。
  - 訪問後は医師・看護師とミーティングを行い報告する。

（2） ベッドサイド訪問

●病室への入室
  - 氏名や部屋番号で患者を確認する。
  - 静かにノックをして，返事があってから入室する。
  - 明るくはっきりと栄養実習生であることと，訪問の目的を告げる。
  - 病室内の状況を判断する。患者の状態がどうか，医師や看護師の回診・処置中ではないか，家族や見舞い者の状況など病室訪問の目的を遂行する適時かどうか判断する。

●患者への配慮
  - できるだけ患者と同じ高さの目線で会話をする。あれば椅子を借りる。
  - 声は患者が理解できる大きさで明確に話す。しかし，同室者に聞かれたくないことや反対に聞きたくない内容や状況があることを念頭に置き，言葉を選択する（可能であれば面接室を貸りる）。
  - 栄養実習生として受け入れてもらえるように親しみのある態度や会話に心掛ける。患者は姓で「○○さん」と呼ぶ。
  - お尋ね（質問），身体計測，下肢浮腫の有無の確認など患者の了解を得て行う。
  - 要望された事柄は確実に手配することが大切で，苦情なども含め必ず実習先の指導者へ連絡する。質問等にはていねいに応対する。判断できない内容についてはきちんと調べたうえで答える。この場合も必ず指導者への連絡と報告を忘れない。
  - 指導中も患者の様子に注意し異常や気になったことは必ず指導者に伝える。

●退　　室
  - 次回訪問の予定を相談して，挨拶をして退室する。

（3） ケーススタディ

●症例 1

> 55 歳，男性，会社員（事務職），胃がん
> 本年 6 月　検診にて異常を指摘される。胃内視鏡にて胃がんと診断され，手術目的で 7 月 2 日入院する。本日術後 15 日目。

患者情報：スタッフからの説明，入院時記録（カルテ）の閲覧，食生活調査などにより収集する。

主　訴：手術目的

既往歴：高血圧症

家族歴：父親　胃がんで死亡（65 歳），母親　健在。

現病歴：7 年前の 3 月，高血圧を指摘され降圧剤を内服中。コントロール良好。本年 6 月職場の検診にて異常を指摘される。
　　　　胃内視鏡を実施し，組織検査により胃がんと診断され，入院となる。

入院時所見：

　　検査値　　　血圧 142/82mmHg，空腹時血糖値 105mg/d*l*

　　　　　　　　GGT 93 IU/*l*　　TP 6.8g/d*l*　　Alb 3.6g/d*l*

　　　　　　　　Hb 15.2g/d*l*

　　身体状況　　身長 168cm　体重 67kg　BMI 23.7

　　　　　　　　IBW 62.1kg　TSF 8mm　AC 26cm

　　食生活状況　食事不規則　アルコール：日本酒 2 合/日
　　　　　　　　特に偏食なし

手　術：胃幽門内部 2/3 切除　　輸血なし

検査値：

	7/10	7/16	7/19
TP	5.8	6.1	6.2
Alb	3.4	3.5	3.5
Hb	12.7	12.8	12.0

食事摂取状況：経口栄養　一時喫食率は低下するも　昨日は 80% 喫食
　　　　　　　本日より　全粥食で 5 回食

◎あなた（実習生）は，症例について誰から説明を受けたか？

場　　所：第 1 外科病棟カンファレンスルーム

誰　から：担当医　○○先生

参 加 者：管理栄養士，その他　NST メンバー，実習生

＊本人や家族にどのような説明をしてあるか確認する。

＊カルテや看護記録からの情報を得る。

◎今までの栄養補給法の経過を確認する。

術後：静脈栄養(Er 400kcal　Pr 12g)
術後 3 日目：静脈栄養と流動食
術後 4 日目：静脈栄養と三分粥600kcal
術後 6 日目：静脈栄養と五分粥1,000kcal
術後 8 日目：全粥食
術後 10 日目：常食

＊臨床経過を把握するための検査値の確認をする。

＊予想される術後の問題点を考える。

> 　患者の情報を整理したら病室を訪問する。訪問の目的をはっきりとさせておく。病状と食事形態が合致しているかなどの確認をする。

ベッドサイド訪問：実際に病室を訪問し情報を得る。SOAP で栄養ケアを整理する

S： 一時は胃のつかえがあった。昨日あたりから食べられる。努力して時間をかけて食べている。少し軟便ぎみ。食事の味が薄い。早く普通の食事がしたい。

O： 少ししんどそうであるが，顔色は悪くない。
　　身体計測値　TSF 7.7mm　　AC 25.2cm
　　　　　　　　　体重 64kg（−3kg）
　　食事摂取量（全粥食）残食調査（看護師記録）から
　　　　　　　　　昼食は主食 65%，副食 90% 喫食
　　　　　　　　　摂取栄養量　エネルギー量1,160kcal　たんぱく質50.8g
　　目標栄養量：エネルギー 1,900kcal　たんぱく質 75g

> スタッフが患者に声かけしている中に栄養指導・相談的言葉がある。しっかり観察しよう。
> 例：お食事はゆっくりよくかんで食べてくださいね。
> 　　お大事に。

栄養評価・栄養診断：各情報を整理し，栄養評価を行い適切な栄養給与法を検討する。

A： 軽度のダンピング症候があるため摂食量が十分でないが，食事形態は順調に進んでいる。摂取エネルギー量の充足率は約 60% で，体重もやや減少気味である。
栄養診断〈PES 報告〉
摂取栄養量は目標量の約 60% であることから，胃切除による早期腹満感やつっかえ感が原因となった経口摂取不足と考える
P：
　Dx　喫食量の調査継続　患者の自覚症状の観察。
　Rx　1,900kcal/日，間食にて
　　　献立の見直し，副食（味付け，汁物を減らし，お茶の食前の補給）
　　　易消化食の分割食とし 2 日後常食（1,900kcal/日）へすすめる。
　Ex　退院時の相談（退院後の食事，特に分割食を中心に家族と同席で行う）

> 退院時栄養相談に使用するリーフレットを作成する。ダンピング症候群や下痢・便秘対策を考慮したケアプランの作成が必要。外来栄養相談で継続的に行うための予約日も確認する。

S： 主観的情報
　　患者の訴えを十分聴くことができたか？

＊病状を第一に考え，しっかり状況判断をして患者の負担にならないようにする。さりげなく相手に安心感を与えながら，術後なので短時間で切り上げる。

O： 客観的情報
　　患者の状況を十分観察することができたか？
　　検査値やスタッフからの情報もこの項となる。

◎この患者の必要エネルギー量やたんぱく質量を計算してみよう。

A： 評価
＊静脈栄養と喫食量から充足率を評価する。
　今までの情報をフォーマットに整理したか？　その中で栄養状態の把握と評価をし，問題点を抽出して栄養診断できたか？

＊予測される症状や合併症を前もって検討して臨むと，S，O，A もよくわかるであろう。

P： 計画
　Mx　栄養評価，栄養診断のためのモニタリング計画
　Rx　栄養治療計画（指示栄養量，栄養補給法など）
　Ex　教育計画

●症例 2

> 60 歳，女性，主婦，2 型糖尿病
> 5 年前，近医にて糖尿病を指摘され，内服薬（不詳）により治療する。
> 本年 4 月本院受診し外来治療を受ける。しかし，病識に乏しく血糖コントロール不良のため 7 月 12 日教育入院となる。

患者情報：スタッフからの説明，入院時記録（カルテ）の閲覧，食生活調査などから収集する。

主　訴：口渇，疲労感あり。

既往歴：なし。

家族歴：母親　高血圧症

現病歴：7 年前，高血糖を指摘されるも放置。5 年前風邪にて近医受診時に糖尿病の指摘を受け内服治療を開始した。その後，当院外来受診していたが，コントロール不良のため入院となる。

入院時所見：

検査値　　　血圧 140/80mmHg，空腹時血糖値 312mg/dl
　　　　　　HbA1c 11.3%（JDS 値）TC 235mg/dl　TG 322mg/dl
　　　　　　HDL-C 35mg/dl

合併症　　　網膜症（－）　腎症（－）　神経障害（＋）

投　薬　　　ベイスン 0.6mg/日

身体状況　　身長 155cm　体重 62kg

食生活状況　食事不規則　特に間食・コーヒーは多い。

> ◎教育入院のスケジュールはどのように計画されているか？
>
> ＊クリニカルパスやスケジュールについて理解し，ほかの医療スタッフの役割を理解する。

> ◎患者の理想体重やエネルギー量について計算したか？
>
> ＊現在の BMI や理想体重を把握する。
> ＊適正エネルギー量と給与エネルギー量とが違う場合がある点に留意する。

> 栄養ケア目標の決定
> 　　短期目標 1（入院 1 週目）：指示栄養量に見合う食事の認識
> 　　短期目標 2（退院時目標）：家庭での献立プラン作成，食行動の問題点の是正
> 　　長期目標：標準体重の維持，血糖値コントロール，合併症の進展抑制

> 　糖尿病や脂質異常症のように長期にわたり栄養食事療法が必要な疾患では，目標を段階的に設定することで無理のない改善計画が作成され，より効果的となる。

ベッドサイド訪問：カンファレンス室や相談室（栄養相談室）のほうでも行われる。

> 短期目標 1
> 　　◎指示栄養量に見合う食事の認識

> 症例に対する動機付け　＊食事療法を受け入れるためには患者の心の変化が必要である。

栄養ケアの実際

◎適正量を把握するため給食内容の記録（ここでは，魚1切れ，野菜サラダ小皿1杯とか記録してもらう）をすすめた。

◎クリニカルパスに従い，医師，管理栄養士による教室（合併症，食事療法の意義）へ参加してもらった。

- -

- -

- -

◎食事療法以外の治療はどのような計画で進められているかを把握しておく。

◎症例の糖尿病食（エネルギーコントロール食）献立を作成しよう。

> 栄養ケアプランは患者自身が納得できるプランとする。教育プランは特に患者と話し合う。入院中の食事は教育媒体として積極的に活用する。

モニタリング

◎給食内容の記録表の確認と簡潔な質問をして，おおよその1日の食事量が把握できた。

◎教室参加時にアンケートをした。合併症を理解し，食事療法に取り組む姿勢ができた。

◎家庭での摂食量と病院食を比べ，こんなに食べていないのに太ると不安を訴えた。

短期目標1達成

↓

短期目標2作成

短期目標2
　◎料理（特に好物）のエネルギー量の理解
　◎食行動問題点の気付き
　◎消費エネルギー量，摂取エネルギー量のバランスの認識

◎短期目標1で達成できたことを整理し，さらなる目標（短期目標2）を設定できたか？

栄養ケアの実際

◎好物料理の実物大の写真や給食献立および材料のフードモデルを使用して，エネルギー量を学習した。

◎食事調査表や問診票から，朝食の欠食が目立つこと，その日は間食が多いことなどを話し合った。

◎カロリーカウンターの装着をして，一緒に病院外の散歩コースを歩いた。

◎初期計画から，順次経過記録表にSOAPでまとめてみよう。

モニタリング

◎入院2週目に入り献立に興味を示し，献立や食品のエネルギーについてわかってきた。

◎「合併症の話は実はショックであった」こと，「家では活動量が少なかった」など進んで話すようになった。

◎体重，検査値ともに順調に改善傾向にある。

> 糖尿病の治療は，食事相談だけでは成り立たない。ほかのスタッフとの連携を密にし，行動療法や心理療法を踏まえたカウンセリング手法で栄養治療も進める。特に患者のモチベーションを高めるには，患者と指導者との信頼関係の構築が必要である。

11. 診療報酬

（1） 入院基本料算定時の栄養管理体制

　　　　入院基本料の算定要件のひとつとして，栄養管理体制の基準が定められている。2012（平成24）年の診療報酬改定にあたって，従来の栄養管理実施加算を廃止し，入院基本料として包括的に評価することとなったものである。また，褥瘡患者管理加算も廃止され，入院基本料の算定要件として褥瘡対策も包括的に評価することとなった。このことにより入院基本料が11点に引き上げられた。

　　　　管理栄養士をはじめとして，医師，看護師，その他医療従事者が共同して栄養管理を行う体制を整備し，あらかじめ栄養管理手順（栄養スクリーニングを含む栄養状態の評価，栄養管理計画，定期的な評価等）を作成することが必要である。

① 入院時に患者の栄養状態を医師，看護職員，管理栄養士が共同して確認し，特別な栄養管理の必要性の有無について入院診療計画書（p.62 図1−23）に記載する。

② 入院診療計画書において，特別な栄養管理が必要と医学的に判断される患者について，栄養状態の評価を行い，医師，管理栄養士，看護師その他の医療従事者が共同して，当該患者ごとの栄養状態，摂食機能及び食形態を考慮した栄養管理計画書（p.62 図1−24）を作成する。

③ 栄養管理計画書には，栄養補給に関する事項（栄養補給量，補給方法，特別食の有無等），栄養食事相談に関する事項（入院時栄養食事指導，退院時の指導の計画等），その他栄養管理上の課題に関する事項，栄養状態の評価の間隔等を記載すること。また，当該計画書またはその写しを診療録等に添付する。

④ 当該患者について，栄養管理計画に基づいた栄養管理を行うとともに，栄養状態を定期的に評価し，必要に応じて栄養管理計画を見直す。

（2） 栄養食事指導料

　　　　特別食を必要とする患者に対して医師の指示に基づき管理栄養士が具体的な献立等によって指導を行った場合に，所定の点数を算定できる（表1−35）。

表1−35　栄養食事指導料（令和 4 年診療報酬改定）

項　目		回数等		点　数
外来	外来栄養食事指導料1（厚生労働大臣が定める基準を満たす保険医療機関）	初回は月2回，その他は月1回が限度。初回は概ね30分以上，2回目以降は概ね20分以上 対面に加え情報通信機器を使用して実施した場合も評価される（がん・摂食・嚥下機能低下，低栄養も含む）		初回 260
				2回目〜 200
				情報通信機器使用 初回 235／2回目〜 180
	外来栄養食事指導料2（診療所）	2については，当該保険医療機関以外の管理栄養士も可		上記1の各点数より10点減
	集団栄養食事指導料	月1回が限度，40分以上15人以下		80
入院	入院栄養食事指導料1（厚生労働大臣が定める基準を満たす保険医療機関）	入院中2回が限度（初回，概ね30分以上，2回目以降，概ね20分以上）（がん，摂食・嚥下機能低下，低栄養も含む）		初回 260
				2回目 200
	入院栄養食事指導料2（有床診療所）	入院中2回が限度（初回，概ね30分以上，2回目以降，概ね20分以上）（がん，摂食・嚥下機能低下，低栄養も含む）		初回 250
				2回目 190
	栄養情報提供加算	上記栄養指導に加え退院後の栄養管理について入院中の栄養管理に関する情報を示す文書を，在宅担当医療機関等に提供した場合		50
	集団栄養食事指導料	月1回（2ヶ月を超える入院でも2回が限度），40分以上15人以下		80
在宅	在宅患者訪問栄養食事指導料1［　］は同指導料2（診療所の場合，当該保険医療機関以外の管理栄養士も可）	月2回，1回30分以上調理や食事摂取についての具体的な指導を行う	単一建物診療患者が1人の場合	530［510］
			単一建物診療患者が2人以上9人以下の場合	480［460］
			上記以外の場合	440［420］

（3） 管理栄養士の参加が求められている多職種連携による加算（表1-36）

表1-36 多職種連携による加算（令和 4 年診療報酬改定）

項　　目	概　　要	点　　数
糖尿病透析予防指導管理料	医師が透析予防に関する指導の必要があると認めた外来患者に対して，医師，看護師または保健師および管理栄養士が共同して必要な指導を行った場合に月1回算定できる。	350/月
栄養サポートチーム加算	医師，管理栄養士，看護師，薬剤師の配置（常勤，専任）が必須。算定患者数は，1チーム30人以内/1日	200/週
歯科医師連携加算	歯科医師との共同による加算	50
個別栄養食事管理加算	緩和ケア診療加算を算定している患者（悪性腫瘍，後天性免疫不全症候群，末期心不全）に，緩和ケアチーム管理栄養士が栄養食事管理を行った場合	70
早期栄養介入管理加算	特定集中治療室（ICU：intensive care unit）における栄養管理。専任の管理栄養士が，患者入室後48時間以内に栄養状態，腸管機能を評価して経腸栄養を開始し，モニタリングするなどガイドラインに添った栄養管理を行うことで算定される。	400/日（7日を限度）
摂食嚥下機能回復体制加算1〜3	摂食嚥下支援チームなど多職種での介入による摂食機能または嚥下機能回復のために必要な指導管理（1〜3で算定要件あり）	1. 200/週 2. 190/週 3. 120/週
回復期リハビリテーション病棟での栄養管理	回復期リハビリテーション病棟入院料1の算定にあたっては，常勤管理栄養士1名以上の専任配置が要件 回復期リハビリテーション病棟入院料2〜5：専任管理栄養士の配置は努力義務	1　2129，2〜5　2066〜1678
連携充実加算	きめ細かな栄養管理を通じて，がん患者に対して質の高い医療を提供する。専任の常勤管理栄養士の配置が必要。	150/月
外来化学療法での栄養管理（外来栄養食事指導料への加算）	専門的な知識を有する管理栄養士が具体的な献立等によって指導を行った場合に限り算定できる。	初回 260 2回目〜 200
入院時支援加算1	外来にて入院前に栄養スクリーニングを実施し，よりきめ細かい栄養状態の評価を行う。（入院時支援加算2：所定の項目を含む一部の療養支援項目実施の場合）	230
入院時支援加算2		200

（4） 入院時食事療養費

入院時食事療養制度は健康保険法により，診療報酬点数表とは別に入院時における食事料を定めたもので，入院時食事療養費IとIIがある（表1-37）。食事は医療の一環として適用されるべきものであり，それぞれ患者の病状に応じて必要とする栄養量が給与され，調理方法，盛り付け，配膳など食事の質と患者サービスの向上を目指している。

表1-37 入院時食事療養費（平成 30 年 3 月 5 日厚生労働省告示第 51 号）

種　　類			金　　額
入院時食事療養費(I)	流動食以外の食事療養を行う場合		640 円/食
	流動食のみを提供する場合		575 円/食
入院時食事療養(I)に加算できる特別管理	特別食加算	厚生労働大臣が定める特別食[*2]を提供したとき	76 円/食
	食堂加算	食堂における食事療養を行ったとき	50 円/1 日
入院時食事療養費(II)[*1]	流動食以外の食事療養を行う場合		506 円/食
	流動食のみを提供する場合		460 円/食
特別メニューの食事	患者への十分な情報提供を行い，患者の自由な選択と同意に基づいて行う。通常の食事療養の費用では提供が困難な高価な材料を使用し特別な調理を行うなど特別な料金を支払うのにふさわしいメニューとする。		あらかじめ金額を提示

[*1] 入院時食事療養費(I)を算定する保険医療機関以外の保険医療機関に入院している患者
[*2] 加算の対象となる特別食

> 腎臓食，肝臓食，糖尿食，胃潰瘍食（流動食を除く），貧血食，膵臓食，脂質異常症食，痛風食，てんかん食，フェニールケトン尿症食，楓糖尿症食，ホモシスチン尿症食，ガラクトース血症食，治療乳（乳児栄養障害に対する直接調製する治療乳），無菌食及び特別な場合の検査食（潜血食，注腸検査食），十二指腸潰瘍あるいは消化管術後の潰瘍食，クローン病，潰瘍性大腸炎等の低残渣食，高度肥満症（肥満度が＋70% 以上又は BMI が 35 以上），心臓疾患，妊娠高血圧症候群等の減塩食療食（食塩相当量 6g 未満）

栄養食事指導料については，上記特別食に，高血圧食（減塩食 6g 未満），小児食物アレルギー食が含まれる。

図1-24 栄養管理計画書（例）

栄養管理計画書

計画作成日　　年　月　日

フリガナ
氏名　　　　　　　　　　　殿（男・女）

病棟

担当医師名

担当管理栄養士名

明・大・昭・平　年　月　日生（　歳）

入院日　年　月　日

入院時栄養状態に関するリスク

特に問題なし

身長　　cm　　体重　　kg　　BMI　　IBW　　kg　　ALB　　g/dl

栄養状態の評価と課題

栄養管理計画

目標

栄養補給に関する事項

栄養補給量		栄養補給方法	□経口 □経腸栄養 □静脈栄養
・エネルギー　　kcal ・たんぱく質　　g		食事内容	
・水分　　　　　ml		留意事項	

栄養食事相談に関する事項

入院時栄養食事相談の必要性	□なし □あり（内容　　　　　）	実施予定日：　　月　　日
栄養食事相談の必要性	□なし □あり（内容　　　　　）	実施予定日：　　月　　日
退院時栄養食事相談の必要性	□なし □あり（内容　　　　　）	実施予定日：　　月　　日

備考

その他栄養管理上解決すべき課題に関する事項

栄養状態の再評価の次期　　実施予定日：　　月　　日

退院時及び終了時の総合的評価

図1-23 入院診療計画書（例）

患者番号：

入院診療計画書

（患者氏名）　　　　　　殿

入院日　　年　月　日

病棟（病室）

主治医以外の担当者名

病名
（他に考え得る病名）

症状

治療計画

検査内容及び日程

手術内容及び日程

推定される入院期間

特別な栄養管理の必要性

その他
・看護計画

・リハビリテーション等の計画

注1）病名等は、現時点で考えられるものであり、今後検査を進めていくにしたがって変わり得るものである。
注2）入院期間については、現時点で予想されるものである。
注3）（入院基本料算定必須条件）入院後7日以内に入院診療計画を策定し、説明を行うこと。

説明日：　　年　月　日

（主治医氏名）　　　　　　　印

（患者署名）〈本人・家族〉

2 介護老人保健施設の場合

1. 高齢者施設の特徴

　高齢者の介護保険制度が2000年（平成12）4月1日から施行され，20年以上となる。施設サービスについては特に要介護の高い入所者や，認知症高齢者などに対する栄養アセスメントやケアプランの作成，実施の充実が求められる。

　高齢者施設も，利用者にとって選択する福祉へと歴史的な転換をしてきた。施設で生活する入所者にとって，食べる楽しみこそ生きる喜びであり，食事を通して生きる喜びを実感してもらうことが基本である。

　高齢者施設には，医療系の施設と福祉系の施設がある。医療系の施設としては，老人保健施設，介護医療院等があり，福祉施設では特別養護老人ホーム，軽費老人ホーム，高齢者デイサービス，サービス付き高齢者向け住宅，認知症高齢者グループホーム等がある。施設の三大介護（1：食事，2：排泄，3：入浴）のあり方にも大きな変化がみられるようになってきた。食事については施設業務の流れに沿って食事をするのではなく，集団から個人への転換とQOLの向上を目指し，バランスのとれた食事はもとより，生活習慣病の進行を防ぐための食事や治療食等が求められている。高齢者一人ひとりの身体状況に合った食事を提供し，食生活を支えることがいかに重要であるかを認識しなければならない。

　これらの問題を理解し，医師，看護師，介護福祉士，社会福祉士，管理栄養士，栄養士，リハビリテーション関係の専門職と連携をとり，入所者のニーズおよび満足感を満たす食事が一貫して提供できなければならない。

　このような具体的な高齢者の栄養管理について介護施設での実習を通じて体験学習する。

2. 高齢者施設サービスの種類

表2-1　高齢者施設サービスの種類と定義

	サービスの種類	サービス内容の定義	備　考
施設サービス	介護老人福祉施設	心身に著しい障害があって常時介護を必要とし，居宅では適切な介護を受けることが困難な高齢者に対して，排泄，食事等の日常生活上の世話，機能訓練等を行うことを目的とする施設である。	要介護者のみ
	介護老人保健施設	寝たきり等にある高齢者に対し，看護，医学的管理の下における介護および機能訓練等を目的とする施設である。	要介護者のみ
	介護医療院	長期にわたり療養を必要とする者のため，療養上の管理，看護，医学的管理の下における介護および機能訓練等を目的とする施設である。	要介護者のみ
	養護老人ホーム	身体上，精神上，環境上の理由により家庭で養護を受けることが困難な高齢者が入所できる。	65歳以上
	特別養護老人ホーム	身体上または精神上著しい障害があるため，常時の介護を必要とする高齢者であり，居室において適切な介護を受けることが困難な方が入所できる。	65歳以上で要介護者
	ケアハウス（軽費老人ホーム）	自炊ができない程度に身体機能が低下し，独立して生活するのに不安が認められる者で，家庭による援助が困難な方が利用できる。	60歳以上
	認知症高齢者グループホーム	認知症高齢者が家庭的な環境の中で共同生活を送る住居。生活指導員が食事等の日常生活を援助する施設である。	要介護者で認知症高齢者
	サービス付き高齢者向け住宅	日常生活や介護に不安を抱く高齢者に介護・医療と連携し，高齢者の安心を支えるサービスを提供するバリアフリー構造の施設である。	60歳以上

3. 栄養管理の特徴とプロセス

　栄養管理は，栄養スクリーニング，栄養アセスメント，栄養診断，栄養ケア計画の作成，栄養ケア（個々人に適した食事の提供や支援，管理等）の実施，栄養ケアのモニタリング・評価，栄養ケア計画の見直し，ま

た，給食管理についても，栄養基準の設定，食事計画（献立作成等）から始まり，調理，提供，食事内容の評価および見直しといった，いわゆる Plan（計画）－Do（実施）－Check（検証）－Action（改善）のマネジメントサイクル（PDCA サイクル）により実施される。

（1） 栄養ケア・マネジメント

栄養ケア・マネジメントは，ヘルスケアサービスの一環として，個々人に最適な栄養ケアを行い，その実務遂行上の機能や方法手順を効率的に行うための体制をいい，施設長の管理のもと，管理栄養士を中心としたサービスを提供する。

その実務等については，以下のとおりである。

・施設長は，医師，管理栄養士，歯科医師，看護師および介護支援専門員その他職種が協働して栄養ケア・マネジメントを行う体制を整備する。

・施設長は，各施設における栄養ケア・マネジメントに関する手順（栄養ケアプロセス：栄養スクリーニング，栄養アセスメント，栄養ケア計画，モニタリング，評価等）をあらかじめ定める。

・管理栄養士は，入所者に適切な栄養ケアを効率的に提供できるよう関係職種との連絡調整を行う。

（2） 栄養管理のプロセス

介護福祉施設における栄養管理の特徴は，施設が入所者の生活の場であるということである。その中でも栄養ケアの最も重要な視点は，その人は何を望んでいるのか，どうすれば食べられるのかであり，既往症，嗜好，身体状況など日常生活の中で注意深く観察することにより適正な対応が可能となる。栄養指導では，高齢者のライフスタイルに合った栄養対策を検討し，安らぎを与えることができ，心のケアもできることが望まれる。臨地実習は，このような高齢者ケアの問題点を理解したうえで，具体的に実践体験できる場である。

施設利用者の生活内容は，身体的にも，精神的にも違いがあり，利用者各人の生活状況を知り，個人のニードに対応していくことが重要である。高齢者総合福祉施設における施設栄養士は，単に給食を提供するだけでなく，管理栄養士のもつ知識と技術を駆使し，利用者の食生活を担っていかなければならない。利用者が施設内で生き生きとした生活が送れるよう，生活スタイル，認知症問題，身体の障害を理解し栄養管理や指導に取り組んでいる。

高齢者総合福祉施設において，食事による個別の栄養管理は，管理栄養士・栄養士にとって重要な課題である。介護老人保健施設では，聞き取り調査による入所者の嗜好調査が年2回行われている。個人に合ったサービスがどのように提供されているか，栄養ケアのプロセスを体験学習する。

図2-1　栄養ケア・マネジメント

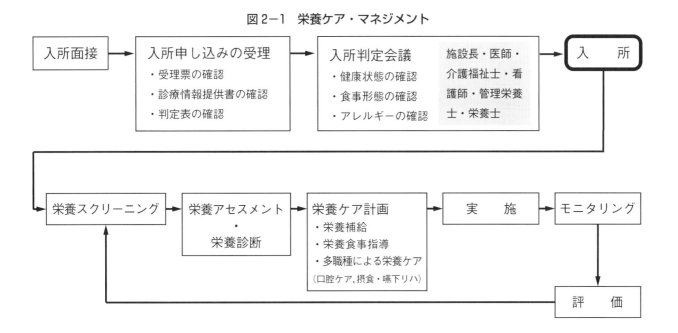

4. 食事に対する施設の特徴と各スタッフの役割

高齢者に対する食事提供のもつ意味を施設ごとに理解し，現状を把握するとともに管理栄養士，栄養士としての食事に対する考え方を明確にして，さらに，医師，看護師，介護福祉士，委託業者とも連携し，施設間での情報交換を密にし，ニードに合わせた食事の提供がどのように行われているか体験する。

（1）各施設の実際

	ケアハウス	老人保健施設	特別養護老人ホーム 一般棟	特別養護老人ホーム 認知棟	グループホーム
施設概要	軽費老人ホームの一種である。低額な料金で高齢者に居室と食事を提供し，生活上必要な便宜を供与することを目的とした施設である。 対象者は60歳以上であり，身体機能の低下または高齢などのため，独立して生活することには不安のある高齢者が，自立した生活を継続できるよう構造や設備面で配慮された施設になっている。全室個室で，車椅子・歩行器・シルバーカーといった補助具の使用が可能なこと，また，プライバシーが確実に保護されており，自立した生活を尊重した構造建築になっている。	症状が安定期にあり，入院治療を必要としないが，介護を必要とする高齢者に，リハビリテーション・看護・介護を提供し，明るく家庭的な雰囲気の中で日常生活の向上を図り，生きがいのある自立への意欲増進と家庭復帰を目指す施設である。	常に介護が必要な状態で自宅での介護が困難な高齢者が入所し，施設サービス計画に基づいて，介護などの日常生活上の世話，機能訓練，健康管理および療養上の管理を行っている。 特に高齢になると，個人差はみられるものの，加齢に伴う身体機能の低下や，生活習慣の起因する疾患（糖尿病・高血圧症）等，それぞれに老化現象がみられる。	認知症疾患のある高齢者が自由に自立して生活でき，他者との交流がとりやすい広々とした空間がハードづくりの特徴である。生活の中心となる食には特に力を入れており，適温・適食はもとより，快適な空間で食事摂取できるような空間づくりを心掛けている。 入所期間が終身入居となり，大半が脳血管疾患，動脈の支配する領域の神経症状，寝たきり，車椅子，バルン留置，胃ろう，血糖コントロール等，医療を必要とした状態であり，介護度も高い。認知症の進行を少しでも和らげることを目的とし，入所者の生活をメリハリあるようにと，レクリエーション，少人数を対象に実施する運動・書道・図工・園芸・音楽などのクラブ活動を行っている。	少人数による共同生活を営むことに支障がない認知症高齢者（当該認知症に伴って著しい精神症状を呈する者，および当該認知症に伴って著しい行動異常がある者，ならびにその他，認知症の原因となる疾患が急性の状態にあるものを除く）が，小規模な生活の場（9人の共同居住形態）において，食事の支度，掃除，洗濯等を介護従事者と共同で行い，家庭的で落ち着いた雰囲気の中で生活を送るための日常生活上の世話を提供している。
食事のもつ意味	入所者主体の食事，個人に合った食事を目的とし，毎日朝食A・B食の選択メニューを提供している。1種類だと提供された食事を受け身でとる感じがするのだが，選択メニューを取り入れることにより，「何を食べようか」と食に対して意欲的になり，週間献立表をみることを楽しみにしている。 また，体調を管理していくうえで重要な要素ともいえる。	加齢による身体的および精神的機能の低下や認知症症状をはじめ，咀嚼・味覚などの機能低下，嚥下障害などの症状がみられるようになり，食事の摂取が制限される場合がある。このような問題が原因になり入所する高齢者が増えてきている。 入所者にとって食事は生活の中の大きな楽しみのひとつであり，健康を維持していく重要な意味をもつとともに，心を豊かにするものである。	食事をするということが，元気に過ごすための秘訣と考える。毎日の食事量は体調の状態を反映することが多く，その変化をすばやく察知し対応につなげることができる。 生活のリズムをきざむ食事，ほかの入所者との交流のある食事，食事をすることで生きている実感を味わう等，食事の果たす役割（意味）は大きい。 栄養補給だけでなく，生活していく中での楽しみや活力となる食事は大切なものである。	生活の中での食事は楽しみであり，精神的に占める割合は大きい。特に認知症高齢者は，本能的な要求で"食べる"ということに貪欲である。 箸やスプーンを使っての食事は，リハビリ的な要素も含み，個人の状態に合わせた食事形態での摂取により咀嚼・嚥下機能の維持・向上を図ることもできる。 高齢者にとって，低栄養状態は身体機能の衰えを招き，抵抗力の低下，生命の危機さえ考えさせられる重要な問題である。 楽しく食事をし，健康を維持していくことが，生活の中で重要かつ基本的なことである。	食事により栄養をとることも大きな目的であるが，食事は精神的にも生きる力につながる。身体が不自由になったり，物忘れが出てくる中で，食事というものは，やはり高齢者にとって，最後まで残された楽しみのひとつである。 グループホームの現状において，多くの入所者が，摂取量に関してはほぼ問題がないため，栄養面はもちろんのこと，いかに食事の時間を楽しんでもらうかが重要である。
現状	・普通食のみで対応している。 ・基本的には自立しており，共有の場「食堂」にてカウンター配膳により食事を準備し，ごはんを各自がつぎ，食事量の管理をしている。	・満腹感がない。 ・食べ物を見て一気に食べようとし，咀嚼することなく丸飲みしてしまったりする。 ・食べ残した物（パン・おやつ）やコップ・スプーンを持ち帰ったりする。 ・ごはんにおかずを入れ，混	温冷配膳車により，温かいものは温かく，冷たいものは冷たい状態で提供し，よりおいしく食べられる適温給食を実施している。 車椅子での移動や歩行可能な高齢者には，食堂での食事をしている。	・認知症の進行に伴って，嚥下・咀嚼能力の衰えがみられる。 ・盗食行為や異食行為もみられるため，食事時の席の配置の工夫，環境整備，見守り等実施している。 ・治療食により，ほかの方	・有田焼の陶器を使用し，食欲がわき，楽しく食事を味わってもらう工夫をしている。 ・ソカメルを使用し，温かい物は温かく，冷たい物は冷たく，よりおいしく食事できるよう

	ケアハウス	老人保健施設	特別養護老人ホーム 一般棟	特別養護老人ホーム 認知棟	グループホーム
現状	・加齢とともに歯の欠損数は多くなり，咀嚼能力の低下を招き，嚥下機能も低下している。介護職員により嚥下体操を実施し嚥下機能低下の予防に取り組んでいる。 ・食事に関して，入所者より直接声を聞いたり，嗜好調査の実施などを行っている。	ぜて食べる。 **一般棟** ・食事に対する要望が強い **認知棟** ・食べたこと，食べることを忘れてしまう。 ・異食行為がある。 ・盗食行為がある。 ・人の物と自分の物との区別がつかない。		と違ったり，食事形態が異なる場合，拒否がみられることもある。 ・個人に合った自助具の選択，自力摂取へ促す手助け等，摂取量増加に努めている。 ・全粥，咀嚼食対応が半数以上を占め最も多い。	にしている。 ・各階の食堂にて，職員と一緒に家庭的な雰囲気の中での食事を提供している。 ・ほとんどの人が，全量摂取しているが，日々の食事量をしっかり観察し対応につなげている。
管理栄養士・栄養士	・食事を楽しみにしてもらえる献立作成。 ・昔を懐かしむことのできる料理。 ・四季折々の味わいを楽しめるよう，旬の食材を意識する。 ・行事食・誕生日食・鍋物等変化のある食事提供。 ・目で見て楽しめる食事，彩りや盛り付けに工夫を凝らす。 ・温かい食事・冷たい食事，また味付けにも変化をつけ，一食の中でもさまざまな組み合わせでの食事の提供。 ・入所者の立場にたって食事について考える。 ・年4回の嗜好調査によるさまざまな意見をもとに，入所者の要望に応え満足してもらえるように改善していく。	・食事は旬の食材を使い季節感をもたせ，彩りや盛り付けをきれいにし，楽しく食べてもらう。 ・咀嚼食・嚥下食は献立名の紹介によりどの食材を調理したかを理解してもらう等の工夫が必要。 ・身体機能に合った適切な食事形態により，できる限り自力摂取を促す。 ・摂取量の増減，食事行動をよく観察し，体調の変化に気付くことが重要。 ・自助具スプーンの使用や食事時の声かけ，口腔ケアや嚥下体操による誤嚥性肺炎の防止等に努め，安全な食事を大切にする。 ・おやつは毎日2種類のものを用意し，選ぶ楽しみを感じてもらう。 ・"つけない""増やさない""殺す"という食中毒予防の三大原則を厨房内で徹底し，安全で衛生的な食事を提供する。	・自力摂取困難な入所者が，摂取不良により栄養状態の低下を招く。 ・残存する機能を活性化させる点で，どのような対応をしていくか，また個人の状態に合わせた自助具選択等をどのように行っていくか等検討していく。 ・食事量より入所者の状態を把握することができるので，すばやく変化を察知し，対応していくことが大切。	・入所者の嗜好を考慮し，食事を快適に摂取できるよう献立面に留意する。 ・入所者の状態を観察し，摂取量の変化や咀嚼・嚥下状態を把握し，個人に合った食事形態・自助具等でスムーズに食事摂取できるよう配慮する。 ・アセスメントに基づき，栄養状態を把握し，看護・介護部門と連携をとり，健康管理を行う。 ・とろみやきざみの状態は食事を見ながら観察・確認，そして，変更等をして対応していく。	・食事は生活していくうえでの大きな楽しみであり，献立の紹介をし，季節感のある食材・器に触れ，季節を感じ，食事を目でも楽しんでもらう。 ・食欲を左右する食環境を整える等，雰囲気づくりが重要。 ・料理の内容や味付け等を話題にし，気分転換を図り楽しんで食事してもらう。 ・摂取量の変化から体調を読み取ることが重要。 ・おやつは，バイキング形式で選ぶ楽しみを感じてもらい，また，カルシウム・鉄・繊維とテーマを決め，不足しがちな栄養素に重点を置き提供する。 ・配膳や下膳をできるだけ入所者にしてもらい，食事に対して受身にならないよう促す。
介護福祉士	・常に観察し，どこが原因でどう対応すればよいかを的確に判断し，個人個人に合った対応を心掛ける。 ・刻一刻と変化することを念頭に，一度決まった対応方法も随時検討し臨機応変に対応していく。 ・食堂での食事は，他の入所者と会話し情報交換するなどの交流の場であり，日常生活において刺激的な時間だといえる。 ・よりよい雰囲気の中で食事をしてもらえるよう，食環境を整えることが大切。	・歯茎がやせており，義歯の不適合があったり，舌苔により味覚低下がみられる等，口腔内のトラブルを抱えている。毎食後の歯磨き・舌苔除去等の口腔ケアが重要。 ・食事制限のある入所者に対して他者と違う治療食を摂取していることへの説明・精神的な援助をする。 ・日常生活のすべてがリハビリであると考え，自助具の使用や，手を添え介助者と一緒に口へ食べ物を運ぶ等自力摂取を促す。 ・楽しい会話・雰囲気づくりをする。 ・車椅子の方には奥の器に手が届くように低床テーブルを使用する。 ・入所者同士のトラブルがあれば席を変更する等利用者に満足してもらえるような環境づくりをする。	・施設で生活している入所者にとって，食事の占める生活時間の割合は大きい。 ・誤嚥により，誤嚥性肺炎の併発や生命の危険にまでつながるおそれがあり，食事時の対応は，十分気を付ける。 ・食前から食後までの状態・症状を十分観察・確認を行う。 ・オーバーテーブルの使用，ケア方法の検討，食後の口腔内残査の確認等，しっかり行う。これらは，口腔ケア・口腔内清潔だけでなく，食事量の増加，身体状況への効果等の意味があり，実施している。 ・毎日の食事を1回の食事としてとらえるのではなく，「ライフサイクルの中での食事」として，高齢者の活動や睡眠などと	・身体機能の差が大きく，個人に合わせた食事が要求される。 ・嚥下困難者の食事は，形態を考慮し，見守り・介助等，個人に合った気配りを心掛ける。 ・食べやすい速さで食事してもらえるよう考慮する。 ・一人ひとりの特徴を把握し，少しでも食事を楽しみと感じられる食事提供を心掛ける。 ・口から食べることが一番と考え，PEG（胃ろう）を増設された入所者でも，経口摂取可能な状態となるよう対応していくことが大切。	・同じ食材，味付けであっても陶器の器であることにより，入所者の感じるおいしさは違うものである。 ・個人の状態を十分考慮しながら，安心して美味しく食事をしてもらえるかを念頭に置き，食事環境を整えていく。 ・食事は入所者にとって，大きな楽しみのひとつである。 ・積極的に参加できるようなおやつづくり等取り入れていきたい。

	ケアハウス	老人保健施設	特別養護老人ホーム 一般棟	特別養護老人ホーム 認知棟	グループホーム
介護福祉士		・食事のときはできるだけ食卓に移動して食べてもらう。無理な場合は誤嚥を避けるため，上体を起こし安全な姿勢で食べてもらうようにする。	関連して考える。そして，アセスメントおよびケアを行っていくことが重要である。		
看護師		・食事は単なる栄養補給ではなくエネルギー源であり，病気の予防や治療にも大きくかかわる。 ・入所者の身体状況を把握し適切な食事（治療食等）を提供する。 ・入所者の残歯・義歯の状態，咀嚼力・嚥下状態を把握し，誤嚥しないよう安全に食事をするよう努める。	・高齢者にとって，食事は楽しみであると同時に，低栄養も防ぎ，生命を維持するうえで大切な意味をもっている。 ・全身機能の衰えに加え，嚥下状態の悪化，義歯使用による咀嚼力低下によって，食事がしにくく，摂取量の低下を招く。 ・安全で食べやすく，栄養をしっかりと摂取できるよう，個人に合った対応を常に検討していく。	・個人個人に対して摂取状況を把握することは大切であり，誤嚥に十分注意し観察が重要である。 ・摂取状況に合わせ，食事レベルのアップを行う等の配慮も必要と考える。 ・食べるペースに合わせ，グループ分けし，和やかに食事ができる雰囲気づくりを心掛ける。	・限られたスペースの中で日々共同生活をしている入所者にとって，食事の時間や食事そのものが，楽しみであり，ストレスを発散する時間となっている。 ・食事をしながら職員やほかの入所者との会話を楽しみ，意見を交わす場として重要な時間である。 ・義歯の人に葉物類の繊維質の咀嚼・嚥下が困難な方が多く，根菜類（レンコン・ゴボウ等）の方が食べやすいように感じる。
受託業者	・自立者対象のカウンター配膳であるため，家庭の食卓，街の食堂のような雰囲気づくりを心掛ける。 ・入所者の立場に立った対応，笑顔で感じよい対応を心掛ける。 ・見た目にもおいしく感じてもらえるよう，彩りを考え美しく盛付ける。 ・量にばらつきがないように注意する。 ・食べやすい大きさにカットする。 ・調理者が違っても味付けにばらつきがないようマニュアルに従い調理し，必ず別の人に味見してもらう。 ・煮えにくい物は特に，軟らかくなったか確認し提供する。 ・鶏肉は固くなり食べにくくなりやすいため，切り方に工夫し食べやすくする。 ・芋類やパサパサした物には煮汁やあんをかけ食べやすくする。	・認知症のある入所者やそうでない入所者がいることを念頭におき，それぞれに合った対応で，おいしく感じてもらえるよう心掛ける。 ・粥の固さを調節する。 ・入所者に合った汁椀を認知棟，一般棟により分ける。 ・食事形態の違いにより，具の取り違いがないよう，食器の色形で区別する。 ・量にばらつきがないように注意する。 ・食べやすい大きさにカットする。 ・調理者が違っても味付けにばらつきがないようマニュアルに従い調理し，必ず別の人に味見してもらう。 ・煮えにくい物は特に，軟らかくなったか確認し提供する。 ・鶏肉は固くなり食べにくくなりやすいため，切り方に工夫し食べやすくする。 ・芋類やパサパサした物には煮汁やあんをかけ食べやすくする。	・温冷配膳車を使用しているため，付け合わせの工夫や，マヨネーズやタルタルソースは提供時に盛り付ける等適温でおいしく食べてもらえるよう注意する。 ・粥の固さを調節する。 ・入所者に合った汁椀を認知棟，一般棟に分ける。 ・食事形態の違いにより，具の取り違いがないよう，食器の色形で区別する。 ・量にばらつきがないように注意する。 ・食べやすい大きさにカットする。 ・調理者が違っても味付けにばらつきがないようマニュアルに従い調理し，必ず別の人に味見してもらう。 ・煮えにくい物は特に，軟らかくなったか確認し提供する。 ・鶏肉は固くなり食べにくくなりやすいため，切り方に工夫し食べやすくする。 ・芋類やパサパサした物には煮汁やあんをかけ食べやすくする。	・固い物，大きい物は食べにくいので，切り方や炊き方に注意する。 ・咀嚼食の方には，食べやすいように細かく刻んだり，パサつく物にはあんをかけて提供する。 ・粥の固さを調節する。 ・量にばらつきがないように注意する。 ・食べやすい大きさにカットする。 ・調理者が違っても味付けにばらつきがないようマニュアルに従い調理し，必ず別の人に味見してもらう。 ・煮えにくい物は特に，軟らかくなったか確認し提供する。 ・鶏肉は固くなり食べにくくなりやすいため，切り方に工夫し食べやすくする。	・有田焼の陶器を使用しているので，食器選びや盛り付け方に工夫する。 ・温かい物は温かく，冷たい物は冷たく提供できるよう，ソカメルを活用し，量にばらつきがないように注意する。 ・食べやすい大きさにカットする。 ・調理者が違っても味付けにばらつきがないようマニュアルに従い調理し，必ず別の人に味見してもらう。 ・煮えにくい物は特に，軟らかくなったか確認し提供する。 ・鶏肉は固くなり食べにくくなりやすいため，切り方に工夫し食べやすくする。 ・芋類やパサパサした物には煮汁やあんをかけ食べやすくする。
理学療法士	・安定した坐位能力獲得のための機能訓練，動作訓練の実施。 ・看護・介護職員が実施できるように，嚥下体操指導。				
作業療法士	・食事動作に必要な上肢機能訓練の実施。 ・坐位保持が不安定な人へのシーティング指導。 ・各個人に合わせた自助具の作成。				
言語聴覚士	・摂食・嚥下に問題のある方に対しての評価，食前のアイスマッサージ，嚥下体操，口腔ケア等を行い，嚥下機能の回復に努めている。 ・食べる時の姿勢，食事介助の方法，スプーンの持ち方等の指導。				

5. 高齢者の生理的特徴

① 味覚・嗅覚・視力の低下　→　味がわかりにくい。おいしく食べられない。
② 握力低下・手のふるえ　→　食べ物を口に持っていくのが困難。
③ 歯の損傷・義歯　→　固い物が食べられない。
④ 嚥下反射の低下　→　誤嚥しやすい。
⑤ 唾液分泌の減少　→　固形物が喉を通りにくくなる。
⑥ 消化液の分泌減少　→　下痢しやすい。
⑦ 腸の動きが鈍くなる　→　便秘しやすい。

6. 食事介助を体験する

　高齢になると，加齢に伴い，咀嚼力や嚥下機能が低下する。また，指先の力も弱くなり，口元まで食べ物が運べなかったり，箸やスプーン，フォークなどが上手に使えず，途中でこぼすことが多い。施設の介護，栄養部による取り組みとして，嚥下障害のある人や，咀嚼困難な人を対象とした，リハビリテーション，また，防止策として，口腔ケアや嚥下体操（パ・タ・カ・ラ）などが行われている。認知症のある高齢者では，集団で指示を受け入れるのが困難なため，個別での対応となり，1対1の身振り，手振りで声かけしながら，ゆっくりと本人のペースに合わせた指導が行われる。
　このような具体的な高齢者への対応について体験する。

●食事の意義
① 生命を保ち，生活活動に必要な栄養素をとる。
② 生活上の楽しみである。
③ ほかの人と楽しく交流する機会になる。
④ 健康の保持・増進や，生活習慣病予防に大きく関与する。
⑤ 生活習慣と深くかかわっている。
⑥ 高齢者や身体機能に障害された人を基本的に介助する。
　　・必要な栄養をその人に応じた方法でとれるようにする。
　　・楽しみとしての要素を多くもてるようにする。
　　・健康の維持とともに肥満や生活習慣病を考えた食生活ができるようにする。

●食事介助
① 食べやすい姿勢を保つ。
　　半座位の場合……身体を少し介護者側に向ける。背中は，枕や布団類で支える。
　　仰臥位の場合……顔を少し介護者側に横向ける。
② 食事内容について説明し，介護を受ける人が食物を口に入れたとき，不快な思いをしないようにする。
③ その料理が最もおいしい状態で食べられるように配慮する。
　　ただし，お茶・汁物などは，熱すぎると誤嚥したり火傷の原因になるので注意する。
④ 介護者は，介護しやすい位置に座る。
⑤ 介護者は，ゆったりした気持ちで介護を受ける人に合わせて食事の介助を進めていく。
⑥ 誤嚥しやすい人の場合は，少量ずつ口に入れしっかり飲み込んでから次をすすめる。また，咀嚼しているときには話しかけないようにする。
⑦ 食後，口の中を清潔に保つ。義歯をつけているときは外して洗う。

●臥床している人に全面的な介護をする場合

① 環境を気持ちよく整える。

② 必要物品の準備をする。

③ 食べる人の準備をする。
　　・食べやすい体位をとる。
　　・エプロンを襟元にかける。
　　・おしぼりで手を拭く。
　　・口の中が渇いていたり，粘っているときは口をすすぐ。

④ 介護者は座る。

⑤ 内容が本人から見える位置に食事を引き寄せる。

⑥ 献立を見せて説明する。

⑦ 食物を口に運ぶ。
　　・お茶を吸い飲みに入れ，自分の適温であることを確かめてから2〜3口すすめる。
　　・本人の希望を聞きながら，主食・副食・汁物をすすめる。
　　・最後にお茶をすすめる。

〈吸い飲みでの食事介助〉
　　・吸い飲みを片方の手で持ち，他方の手を添える。
　　・手前側の口の端から，口と平行に歯でくわえられる程度の深さに入れる。
　　・吸い飲みを少しずつ傾け，少量ずつ流し込む。
　　・丁度よいくらいになったら，なるべく舌で押さえるなどのサインを送ってもらうようにする。

7. おやつの役割

●楽しみと栄養を補う

高齢になると，一度の摂取量が少なくなり，胃腸疾患等により，何度かに分けて食事をしなければならない場合がある。施設では食事だけでは摂取できない栄養素の補給を行う。

鉄分やカルシウムなどは高齢者には不足しがちであり，また食事での摂取も困難な栄養素となる。曜日ごとにテーマを決め，不足しやすい微量栄養素が補給できるよう工夫する。

●季節を感じる

入所者に少しでも，季節を感じ，喜んでもらうために，食事だけではなく季節感を取り入れたおやつを提供できるよう配慮する。

●気分をリフレッシュさせる

施設に入所している高齢者の中には身体が不自由であったり，外出の困難な人がたくさんいる。ほかの入所者や職員と会話しながらのおやつや，お茶を飲むことにより，気分をリフレッシュさせることができる。

●生活のリズム

ほとんどの入所者は昼食後デイルームか部屋で過ごしている。夕食までの時間の中で1日のメリハリをつけリズムを整えることができる。

●心と身体の休息

ほかの入所者との会話を楽しみ，部屋に閉じこもりがちな入所者に対し，ほかの入所者との交流を図り，会話を楽しんでもらえる環境づくりも行う。

8. 管理栄養士・栄養士が行う栄養指導・相談（教育）

　入所者が実際に食事療法が行えるよう，入所者の家庭環境，性格など把握し，入所者に合った栄養指導・相談（教育）を行う。食事は，約束食事箋に基づき医師の指示により行われ，栄養量のみでなく喫食能力も考慮し咀嚼食，粥，軟飯などが提供されている。入所者や家族とコミュニケーションを図り，その人に合った栄養教育方法がどのように行われているかを体験する。

●管理栄養士・栄養士の心得

　　保健・医療・福祉の連携のもとでの高齢者福祉における臨床栄養管理は，まだ未開発の分野でもあるが，入所者の症状について正しい知識をもち入所者の置かれている状況や問題点を正しくとらえることが大切である。

　　専門的な知識と技術を身に付け，状況を把握して判断し援助方法を組み立てる能力が必要とされている。入所者に対し，給食管理だけでなく笑顔（スマイル）と受け入れる心（ハート）を兼ねそなえた指導・相談能力が求められる。

　　管理栄養士は医師の指示に従って栄養指導・相談を行い，その経過や評価を医師や他の職員へ連絡し，記録を残す。

9. 介護保険制度により管理栄養士・栄養士に求められている役割

　自立支援に向け，サービスの多様性を尊重し，栄養ケアマネジメントが体系的に推し進められている。すなわち，管理栄養士・栄養士は対象者の栄養の状態や嗜好・喫食状況を把握してアセスメントし，必要栄養量を決定して，多職種協働により栄養ケアに取り組むことが求められている。

●栄養ケアマネジメント

　　栄養スクリーニングにより低栄養のリスクを評価し，栄養アセスメントにより栄養補給量を算出して栄養ケア計画を作成する。

　　栄養ケア計画では必要栄養量の決定と栄養補給のための調理形態や食品選択，献立提示，あるいは濃厚流動食の選択などが行われ，さらに具体的な栄養指導・相談内容についても検討される。要介護者の自宅においては調理実習を行い，調理担当者の能力を考慮に入れた献立の再検討も行われる。栄養ケア計画では利用者や家族の意向を踏まえた解決すべき課題と改善目標がプランニングされる。このとき作成される栄養ケア計画書は，必要に応じ多職種との協働により行われ，家族，利用者の同意のもとに実施される。

　　栄養ケア実施後のモニタリングでは，栄養ケアの再評価を行い，ケアプランの見直しが行われる。

図2-2　栄養スクリーニング（例）

現在の状況		低リスク	中リスク	高リスク
身体状況 　身長　　cm 　体重　　kg	BMI	□18.5～29.9	□18.5 未満	
	体重減少率 （　　）ヶ月に （　　）％増	□変化なし 　（減少 3 % 未満）	□1ヶ月に3～5%未満 □3ヶ月に3～7.5%未満 □6ヶ月に3～10%未満	□1ヶ月に5 % 以上 □3ヶ月に7.5%以上 □6ヶ月に10%以上
血清アルブミン値 （測定日）	＿＿＿＿g/dl （　年　月　日）	□3.5g/dl 以上	□3.0～3.5g/dl	□3.0g/dl 未満
食事摂取量		□良好（75～100%）	□不良（75% 以下）　　（内容　　　　）	
栄養補給法	（経口・経腸・経静脈） 栄養補給	（経腸・静脈栄養が安定している場合は低リスクで可）		□経腸栄養法 □静脈栄養法
褥　瘡				□褥瘡
低栄養リスクのレベル　　総合評価		□低リスク	□中リスク	□高リスク

これらは栄養ケア経過として記録される。

●食　事　箋

　　食事箋とは，疾病をもつ患者に対し医師が，食事開始，止め，変更の指示や給与栄養量等，食事内容を指示するための食事処方箋のことである。利用者の氏名，傷病名，食事の指示（給与栄養量，食事形態アレルギー食品付加食品等）が記入され，食事内容が利用者ごとに確認できることが必要である。

図2-3　療養食食事箋（例）

一般食・療養食食事箋

年　　月　　日（　）

種　　別	・ケアハウス　　・特養　　　　・老健　　　　・グループホーム		
主 治 医		㊞	
氏　　名		男・女	室番号
生 年 月 日	年　　月　　日　　　歳	身長 体重	cm kg
病　　名			
開　始 止　め 外出・外泊 変　更	朝 昼　より 年　月　日　おやつ　のみ 夕	朝 昼　より 年　月　日　おやつ　のみ 夕	開　始 止　め 外出・外泊 変　更
食事種別	1．常食（A・B・C）　　2．腎臓食Ⅰ・Ⅱ　　3．肝臓食　　　　4．糖尿食Ⅰ・Ⅱ 5．潰瘍食　　　　　　6．貧血食　　　　7．膵臓食　　　　8．脂質異常症食 9．痛風食　　　　　　10．心臓食　　　　11．経管栄養（　　　　　kcal／日） 12．その他		
治 療 方 針 （備　考）			
食 事 形 態	主　　食　米飯（大・中・小）　・　パン　・　全粥（大・中・小） 　　　　　ミキサー粥（大・中・小）・　おにぎり・　その他（　　　　　） 副　　食　並・咀しゃく1・咀しゃく2・咀しゃく3・えん下1・えん下2	朝パン希望 （有・無）	
備　　考		記入者　栄養士	

図2-4　栄養ケア計画書（例）

初回　・　継続

利用者名：　　　　　　様　　生年月日：　　年　　月　　日

住所：

計画作成者氏名：　　　　　　　　　　　入所（院）日：　　年　月　日

所属名及び所在地：　　　　　　　　　　初回作成日：　　年　月　日

担当者氏名：　　　　　　　　　　　　　作成（変更）：　　年　月　日

要介護状態区分	要介護1・要介護2・要介護3・要介護4・要介護5（その他　　　　　　）				
利用者及び家族の意向		説明と同意日			
		年　　月　　日			
解決すべき課題(ニーズ)	低栄養状態のリスク（　低・中・高　）	サイン			
長期目標と期間		続柄			
短期目標と期間	栄養ケア（①栄養補給，②栄養食事相談，③多職種による栄養ケア）	担当者	頻度	期間	
特記事項					

10. 栄養アセスメントで収集される情報

●調　査　日
●プロフィール
　　　氏名（性別，生年月日）
　　　要介護度，病歴（現病歴，既往歴）
　　　家族構成とキーパーソン
　　　身体状況，栄養状態，食事，栄養補給に関する利用者および家族の意向
　　　主観的な健康感，意欲（心身の訴えを含む）
●食事の提供のための必要事項
　　　療養食の指示
　　　嗜好，禁忌，アレルギー
　　　食事摂取行為の自立，形態，食環境
●多職種による栄養ケアの課題（臨床問題）

皮膚	摂食・嚥下障害	感染
口腔内の問題	嘔気・嘔吐	発熱
痛み，義歯の不具合	下痢（下剤の常用を含む）	経腸栄養
味覚の低下	便秘	静脈栄養
口臭，口が渇く，むせ	浮腫	医薬品の種類と数，投与法，食品
食欲低下	脱水（腋下・口唇の乾燥等）	との相互作用

●生活機能・身体機能・身体計測　　　　　　●臨床検査（検査値がわかる場合に記入）

握力（kg）（利き腕）	下腿周囲長（cm）
身長（cm）	上腕周囲長（cm）
体重（kg）	上腕三頭筋皮脂厚（mm）
理想体重（kg）	上腕筋面積（cm^2）
通常体重（kg）	
体重変化率（%）	

血清アルブミン（g/dl）
ヘモグロビン（g/dl）
血糖値（mg/dl）
総コレステロール（mg/dl）
クレアチニン（mg/dl）
BUN（mg/dl）
その他

●栄養素等摂取状況

栄養補給法の種類
経口栄養，経腸栄養，経静脈栄養
摂取栄養素等量
エネルギー，たんぱく質，水分
栄養補給量の算定
エネルギー，たんぱく質，水分

●栄養補給法の選択および移行の可能性
●食事形態に関する評価
●食事行為に関する評価（必要に応じて記入）

①利用者の知識・技術・意欲の状況
②家族・支援者の知識・技術・意欲の状況
③日常の食習慣や生活習慣の状況
④訪問介護等による食事介助，調理支援などの状況
⑤配食サービスや通所サービスでの食事摂取状況
⑥活用しているあるいは今後活用できる資源状況
⑦食事・食事準備や買い物の環境

●専門職によるアセスメントの結果（転記）
●総合評価・判定

11. 栄養管理関連の各種加算

　基本食事サービス費の廃止に伴い，2005（平成17）年10月以降栄養管理については引き続き保険給付の対象となっている。栄養管理関連の加算については以下のものがあり，算定要件等を確認しながら栄養管理業務を運営する。2021（令和3）年の介護報酬改定にあたっては，介護保険施設での栄養ケア・マネジメントの強化を目的に，従前の栄養マネジメント加算は廃止され，人員基準に栄養士に加えて管理栄養士の配置を位置付けるとともに，基本サービスとして状態に応じた栄養管理の計画的な実施が求められるようになった（※3年の経過措置期間を設け，栄養ケア・マネジメント未実施減算が新設）。

●**栄養マネジメント強化加算**（11単位/日）　令和3年介護報酬改定新設
　　入所者全員への丁寧な栄養ケアの実施や体制強化等を評価する。特に低栄養ハイリスクの入所者に対しては，医師・管理栄養士・看護師等による栄養ケア計画に従い，ミールラウンドを週3回以上行う。それに伴い低栄養リスク改善加算は廃止された。

●**療養食加算**（6単位/回）
　　管理栄養士または栄養士により食事提供の管理がなされており，入所者の状況により適切な栄養量および内容の食事を提供している。また，疾病治療の直接手段として，療養食の献立作成と医師の発行する食事箋（図2-3参照）に基づき療養食を提供している。
・厚生労働大臣が定める療養食：糖尿病食，腎臓病食，肝臓病食，胃潰瘍食，貧血食，膵臓病食，脂質異常症食，痛風食，心臓疾患食，特別な場合の検査食（潜血食，大腸X線・内視鏡検査食等）

●**経口移行加算**（28単位/日）
　　経管による食事を摂取しており，経口栄養に移行しようとする入所者に対し，医師の指示に基づき，歯科医師，管理栄養士，言語聴覚士等関連する職種のものが協働して，経口移行計画を作成し，医師の指示を受けた管理栄養士または栄養士が経口による食事の摂取を進めるための栄養管理を行っている場合に180日以内の期間に限り算定する。
・誤嚥性肺炎防止のためのチェックも必要。
・180日経過した者でも，引き続き経口による食事の摂取を進めるための栄養管理が必要とする医師の指示があれば，それ以降も算定できる。

●**経口維持加算 I**（400単位/月）・**II**（100単位/月）
　　摂食機能障害を有し，誤嚥が認められる入所者に対し，医師または，歯科医師の指示に基づき，看護師，管理栄養士等関連する職種の者が協働して，摂食・嚥下機能に考慮した経口維持計画を作成し，医師または，歯科医師の指示を受けた管理栄養士または栄養士が継続して経口による食事の摂取を進めるための特別な管理を行った場合に算定する。
・嚥下等が発生した場合の管理体制の整備や食形態の配慮等，誤嚥防止のための，適切な配慮がなされている。

●**再入所時栄養連携加算**（400単位/回）　平成30年介護報酬改定新設
　　介護保険施設入所者が医療機関に入院し，施設入所時とは大きく異なる栄養管理が必要となった場合（経管栄養，嚥下調整食の新規導入など）に介護保険施設と医療機関の管理栄養士が連携（医療機関での栄養指導に同席）し，再入所後の栄養管理について相談の上栄養ケア計画原案を作成し，当該施設に再入所した場合に1回限り算定できる。栄養マネジメント加算を算定している必要がある。

●**栄養管理体制加算**（30単位/月）　令和3年介護報酬改定新設
　　認知症グループホームにおいて，管理栄養士が介護職員等へ助言・指導を行い栄養改善のための体制づくりを進めることを評価する。

3 給食の運営

1. 「給食の運営」実習の目的と内容

「給食の運営」実習の目的と内容は次のように示されている。

給食業務を行うために必要な，食事の計画や調理を含めた給食サービス提供に関する技術を修得する。

給食の運営に必要な給食費，献立作成，材料発注，検収，食数管理，調理作業，配膳などの基本的業務に関する実習を行う。

2. 病院における実習

病院において給食の運営を実習する場合は，給食の目的が医療の一環であることから，次のような目的および事項が含まれる。

●実習目的

医療の一環として疾病の治療，疾病の進行を防止するという目的で行われる病院給食の特性を知り，その実施状況，特に栄養士によるクリニカルパスサービスとフードサービスマネジメントの状況把握および一般食，特別食の調理作業を通して，給食技術を修得する。

●実習事項

① 医療関連施設における栄養部門業務全般について理解する。

② 献立の立案から配膳に至る一連の作業（全般または一部）を学習する。

③ 個人のアセスメントに基づいてフードサービスの観点からどのような工夫や技術が活用されているかを学ぶ（マーケティング，選択オーダー，適時・適温，食堂，その他）。

④ 実習施設における食事オーダー管理がどのような体制やシステムで運営されているかを見学し，学習する（食数管理，オーダリングシステム）。

⑤ 医療機関では食種が多く，個別に複雑な食事内容が要求される場合も少なくない。献立管理や調理作業上，どのように対応しているのかを学ぶ（献立管理，食数管理，作業管理など）。

⑥ 適時・適温配膳についてどのような作業管理が実施され，機器や設備等にどのようなものが活用されているかを見学し，学習する（作業管理，機器・設備管理，温度管理）。

⑦ 医療機関の衛生管理について，院内感染の予防，食中毒の予防などの観点から学習する（衛生管理・衛生教育，危機管理，HACCP その他）。

⑧ 栄養指導・相談（教育）や栄養管理業務を含め栄養部門の業務が安定して遂行されるためには，どのような工夫や合理化が行われてきたかを学ぶ（組織，労務管理など）。

⑨ 嗜好調査や摂取量の調査などを体験学習し，医療機関における栄養・食事の課題などを検討する。

（1） 具体的な実習内容

●栄養部門業務全般

栄養部門が医療施設の組織の中でどのような位置付けにあるかを把握することは実習を行ううえで大切な事項である。各施設により診療部門，医療技術部門，事務部門などさまざまな位置付けがある。表3−1に医療施設の具体的な例を示した。それぞれの栄養部門の位置付けを組織図などで確認しておくとよい。

次に栄養部門での業務内容を理解しなければならない。栄養部門を大きく分けると食事提供業務，給食経営管理業務，栄養指導・相談業務，その他に分類される。

この業務内容のうち給食の運営では食事提供業務の内容とそれに関連する事柄を中心に実習することが望まれる。食事提供業務は栄養・食事計画，食材料管理，調理・供食・配食管理，食事の評価，安全衛生管理，施設・設備管理などがあげられる。給食経営管理業務，栄養指導業務，その他（他部門との連携など）の内容は，給食経営管理および臨床栄養の各臨地実習の項目に記載されているので確認しておく必要がある。

●病院給食の特性

病院などの医療施設は入院している患者が対象であることから次のような4つの特徴がある。

〈1日3食，365日連続〉

給食は1年を通して毎日3食を基本とし，患者の栄養管理上においておやつのように提供回数が増加することもある。妊婦，学童，手術後食などがその例である。また，調理作業人数は休日・祭日に関係なく配置する。しかし，給食の内容は日常的な食事のほか，祝祭日には行事食，季節の献立などを用い，連続した食事が単調にならないような工夫が求められる。

〈食種が数十種類に及び献立体系が複雑〉

病院で提供する食事は，一般治療食と特別治療食に分けられる。一般治療食は特別治療食以外の患者に提供され，食形態により常食，軟食（分粥食ともいう），流動食などに分類される。特別治療食は特定の栄養素などの増減により，疾病の治療を行うことを目的に提供される食事である。この一般治療食と特別治療食の細分類の名称は各施設によりそれぞれ異なる名称を用いている。これらの食事の種類を食種という。表3-1にそれぞれの施設の食種を示したので，比較し，実習施設の食種についても検討してみる。献立体系は食種が多いため複雑であり，献立作成の項目を参照しながら確認する。

〈個人の食事変更が頻繁〉

患者の多様な病状，手術，検査などのために個人の食事内容が頻繁に変更されることが多い。

〈個別の食事歴の管理や個別対応の要求を含む管理〉

単一の疾患による食事提供の患者は近年少なく，複雑で複数の疾患を抱える患者に個別対応できる給食が望まれるためさまざまな工夫がされている。特に，栄養剤の使用との併用が多くなってきているので注意して学習する。

●食事管理システム

〈食数管理〉

食数集計は毎食決められた時刻に行われ，一般治療食と特別治療食の予定数を把握し，食材料追加の判断や配膳のときに必要な情報となる。患者食事情報として病棟から栄養部門へ食数表が提出される。また，特別治療食は食事箋の個人対応保管がなされる。このように，食数管理では食事箋の管理，食数集計表の作成，配膳のための患者食管理票，食札など数種の書類があるのでその内容を理解する。

〈オーダリングシステム〉

医療施設全般を管理するシステムとしてオーダリングシステムがあり，病棟に配置してあるコンピュータより栄養部門システムに情報の伝達が行われ，給食業務への効率化を図ることができる。このようなシステムを実際に理解する。

●献立作成および栄養価の算定

献立作成にかかわる栄養価の算定は前節に記載されているので簡単に説明する。

〈給与栄養目標量の作成〉

一般治療食における給与栄養目標量は前月15日現在の一般治療食利用患者性別，年齢別人数より「一般治療食患者の給与栄養目標量」を利用し，1人1日当たり給与栄養量を算出する。次に食品構成を作成する。このとき，「病院給食における一般治療食給与患者の食物内容評価のための栄養比率」を参考にするとよい。

また，食品構成の作成は各医療施設の常食の給与実績による食品使用量に基づいた食品類別荷重平均成分表を用いることが望ましい。都道府県が公表している食品類別荷重平均成分表を利用しても作成することができる。

献立はサイクルメニューによる場合が多いので，朝食・昼食・夕食の3食，前日と翌日，前週と今週と翌週，それぞれの関連を考え重複がないような工夫を基本とする。そのほかに次のような点を考えて作成する。サイクル数，調理作業の人数，適温での配膳，盛り付けと食器の関係，食品衛

表3-1　医療施設の栄養部門の位置付けと食種の例

	病床数	診療科目	栄養部門の位置付け	スタッフ	給食の現状	
					一 般 食	特 別 食
F病院	320床	内科・精神科・神経内科・呼吸器科・胃腸科・循環器科・外科・脳神経外科・心臓血管外科など20科	栄養管理室	29名（管理栄養士3名・栄養士1名・調理師11名・調理員5名・パート8名・事務パート1名）	普通食経口流動食その他（ゼリー食・ターミナル食・アレルギー食・個別対応食・化学療法食）	エネルギーコントロール食（糖尿病・肥満・脂質異常症・心臓・肝臓・高血圧）脂質コントロール食（脂質異常症・胆嚢・膵臓）たんぱく質コントロール食（腎臓・肝臓）易消化食（術後・潰瘍）経管流動食その他（フォーク食・アレルギー食・分割食）
G病院	301床	内科・外科・整形外科・脳神経外科・リハビリテーション科など10科	医療技術部門栄養部	21名（管理栄養士3名・調理師6名・調理員2名・パート10名）	常食（米飯）軟菜食（米飯・全粥・七分粥）軟菜みじん切り食（米飯・全粥・七分粥・超みじん切り）ペースト食（全粥・七分粥食・水分とろみ）五分粥食三分粥食流動食緩和ケア食（個人対応）	糖尿病食（1,000～2,000kcal）心臓病食（Ⅰ（塩分3g以下）・Ⅱ（塩分5g以下）・Ⅲ（塩分6g以下））胃潰瘍食胃切除術後食肝臓病食肝硬変食膵炎・胆石食腎臓病食（たんぱく質30～70g）低残渣食濃厚流動食検査食（注腸食）
S病院	259床	内科・消化器科・循環器科・呼吸器科・腎臓科など10科	診療部門栄養管理部	19名（管理栄養士6名・栄養士2名・調理師8名・調理員3名）	常食軟食軟菜食（米飯・全粥・七分・五分・三分・とろみ・ミキサー）流動食	エネルギーコントロール食（糖尿・肥満・肝臓・心臓）脂質コントロール食（脂質異常症・膵臓）たんぱく質コントロール食（腎臓・透析・CAPD・糖腎・肝不全）潰瘍食（米飯・全粥・七分・五分・三分）消化管術後食（米飯・全粥・七分・五分・三分・流動）特別流動（経管）
K病院	520床	内科・神経内科など12科	事務部庶務課栄養管理室	19名（管理栄養士4名・調理師14名・給食事務1名）	常食（常食A・常食B）小児食（小児食A・小児食B）軟菜食分粥食（七・五・三分粥食）流動食	腎疾患食（低たんぱく食30, 35, 40, 45, 50）心疾患食（減塩心臓食）高血圧食（減塩高血圧食）肝・膵臓食（脂肪制限食20, 30, 35, 50）潰瘍食（潰瘍食）糖尿病食・肥満症食（エネルギー制限食1,200, 1,400, 1,600, 1,800）減塩糖尿病食・肥満症食（エネルギー塩分制限食1,200, 1,400, 1,600, 1,800）脂質異常症食（脂質異常症食TG, LDL-C食TC, 脂質異常症食TG・LDL-C）痛風食（低プリン食）貧血食（貧血食）訓練食（嚥下食1～4, 訓練食, ためし食）形態調整食（軟菜きざみ食, 極小きざみ食, ミキサー食は各食種に対応（65名））検査食（大腸検査食, ヨード禁止食, 検査補助食）濃厚流動食（経管・経口栄養（重症心身障害児を含））

生上の問題などを合わせて考えながら主食，汁物，主菜，副菜（温菜，冷菜），デザートの順で作成する。

〈給与栄養量〉

特別治療食における給与栄養量は医師が発行する食事箋に基づき，食種別給与栄養量が作成される。各医療施設でそれぞれ設定されているのでその内容を確認しておく必要がある。また，食種別給与栄養量に合わせて食品構成が作成されている。

特別治療食の献立は一般治療食を基本に展開することが一般的である。具体的には主食の種類や分量，主菜・副菜の食品・分量・調理法，調味料の種類や分量，乳製品の付加および削除，付加食の検討，医療用特殊食品の利用などがあげられる。以上のように一般治療食と特別治療食の関係を把握しながら実習に臨み，献立の作成を実習する。

●作 業 管 理

〈食品材料の管理〉

献立表に記載された食種それぞれに予定食数を設定し，発注の業務を行い，購入，検収，納品，在庫管理を行う。ただし，緊急入院や食事内容変更による食事提供に不都合が生じないようにするための工夫が求められる。次の点に注意して管理していかなければならない。また，具体的な例を表3−2に示した。

① 発注について
・乾物や缶詰のように保存性のある食品の発注は週単位で行う。
・生鮮食品の予定食数による発注と追加や変更による発注のシステムの工夫点。
・切り身や果物などの数単位（切れ，個）における発注に追加や変更が生じる場合の対応の工夫点。
・代替えの利かない食品（低たんぱく食などの特殊食品）の発注方法。

② 検収について
検収を行うにあたり担当者と食品ごとの確認は重要である。温度，生産地などの確認方法。

③ 納品について
検収確認後に食品を食品庫や格納庫，冷蔵庫，冷凍庫に保存する場合の具体的な方法。

④ 在庫管理
保存性のある食品（乾物・缶詰・調味料など）は在庫品受払簿を作成し，発注および納品時に確認。

〈調理作業の管理〉

調理作業は医療施設の作業にかかわる人数や設備・機械類により異なり，それぞれの施設に合った管理がなされている。次のような内容をポイントとして実習するとよい。

献立表による調理，盛り付け・配膳方法など一連の作業について，それぞれの調理にかかわる作業人数や調理機器類は，作業動線を伴う作業工程表に基づく内容であることを確認しておく。調理作業の標準化を行うため調理工程による作業分類を料理ごとに作成しておくとよい。また，クックチルシステムの導入による作業の効率化も作業人数や調理内容とともに確認するとよい。盛り付けでは，適温での配食を効率よく行うための工夫点を確認する。

調理作業は一般治療食と同時に特別治療食を作業することもできるが，個別対応を必要とする特別治療食の作業も出現してくる。

調理作業全般は「大量調理施設衛生管理マニュアル」に示された重要管理事項を実行し，点検・記録がなされる。その具体的な方法は，各医療施設の設備や機器類により異なることが多いので，各施設の点検・記録の方法を確認するとよい。

表3-2　食材納品の発注と検収マニュアル

品名	発注ポイント	発注手順	検収
野菜 果物	・時期により廃棄率が変わるので注意が必要 ・旬の野菜を生かし，価格調整に役立てる ・数量と重量の発注単位を使用用途に合わせて選択し指示する ・食品により業者を選択し良質なものを上手に発注する	・コンピュータソフトにより計算 　献立複写 　食数入力 　発注入力 ・水曜日に翌水曜日から火曜日までの1週間の発注をコンピュータに入力 ・発注書と納品書の作成	数量：数量が合っているか 　　　1つの大きさが規格内か 品質：鮮度，汚れの付着 　　　色，熟成度など 輸送：配送時に異物が混入されていないか 　　　（ダンボールの留め金や束ねてあるビニールテープなど）
牛肉 豚肉 鶏肉 温泉卵	・料理名を明記し，適した切り方の指示を行う	・入院・退院，選択食などにより食数の変動があった場合は，できるだけ早めにファクシミリや電話で重量，数を変更する （納品1日前，午前中までに）	数量：枚数，または重量が合っているか 品質：肉汁は出ていないか 　　　色，鮮度，臭気に問題ないか 　　　脂肪や切り方が契約どおりか 輸送：納品時温度の確認
豆腐 納豆	・当日入荷が原則 ・朝食に使用するものに限り前日夕に納品されるように使用時間（朝・昼・夕）を記入		数量：個数または重量が合っているか 輸送：納品時温度の確認
パン	・食数と延食，食種の割り振りを確認して発注する	・金曜日に翌週1週間分を発注，食数変動により調節	数量：枚数が合っているか 　　　一つひとつの重量が合っているか 品質：焼き方や個包装に不具合がないか
卵	・週に2回，在庫が6ケースになるように調節		品質：ひび割れ，汚れの付着 　　　後入れ先出しにする 輸送：納品時温度の確認
麺		・水曜日に翌週分を電話にて発注	品質：規格が合っているか 輸送：納品時温度の確認
米	・毎週火曜日に業者から電話にて数量確認，在庫の確認をして予備が60kgを下回らないよう発注		品質：袋の包装に不具合はないか 　　　色，割米などはないか
乳製品 （I）	・在庫確認をしながら数量の変更を行う	・月末にファクシミリにて発注	数量：個数または重量が合っているか
乳製品 （II）		・半月ごとにファクシミリにて発注	品質：品質保証期限の確認 輸送：納品時温度の確認
乾物 冷凍品	・在庫と発注店を確認し発注する。乾物倉庫をチェックし3日前までに発注書に記入	・コンピュータによる1週間分の発注書を在庫と確認の上，ファクシミリにて発注	数量：個数または重量が規格と合っているか 品質：缶や包装の破損，へこみなどがないか 　　　品質保証期限の確認 輸送：納品時温度の確認
濃厚流動 （I）	・数の変更・追加など前日の4時まで可能（物により不可） ・食数の変動による残量のチェック	・コンピュータにて1週間分の発注書を入力	
濃厚流動 （II）	・調乳，経管一覧表にて1日総量を確認する	・取り扱い業者に電話にて発注	

●衛 生 管 理

　衛生管理は食品や調理食品について検収，保管，調理作業，搬送・配膳，下膳および施設・設備，調理従事者などについて「大量調理施設衛生管理マニュアル」に基づき行い，各施設に合わせた点検や記録をしていることを実習，確認しなければならない。

⑴　作業時の衛生状況

　食品の納品と同時に行われる保存検食（原材料および調理済み食品を食品毎50gずつ清潔な容器に入れ−20℃で2週間以上の保管）の確認や記録，調理済み食品の保存検食の確認や記録の方法を知る。調理作業時については前項を参考に実習する。

⑵　定期の検診，検便，衛生教育の実施状況

　定期的な健康診断や検便の実施が「大量調理施設衛生管理マニュアル」にあるので，それに基づき行うと同時に，調理従事者への衛生教育（始業前，手洗いのタイミングなど）を行う。いずれも点検表（図3−1）を用いて定期的な点検を行っているのでその方法が各施設に沿った内容であることを知る。

⑶　設備，器具，服装の清潔や整頓および消毒の状況

　調理施設や調理器具などについて定期的な点検がある。図3−1に示すような点検表が各施設に合った内容で行われているので，具体的な方法を確認しておく。

●給食関係諸報告の作成

　栄養部門における日常業務に必要な情報は帳票として収集，記録，伝達，保管されている。表3−3に栄養部門で必要な帳票類の例を示した。また，表3−4に入院時食事療養に必要な諸帳簿とその内容を示した。これらの帳票類はコンピュータによる記録，保管が可能であるが，個人情報も含まれるので取扱いには十分に注意しなければならない。

●患者についての調査と統計

　患者は喫食者であることから給食にかかわる調査（献立，主食や副食の分量，味付け，食事時間，料理の温度など），残菜調査，食嗜好調査，満足度調査などを行いフードサービスの観点から努力しなければならない。そして，表3−4に示すように調査票の結果を集計し帳票類の一部としてまとめている。調査の目的に合った調査票を作成し，集計および統計的手法を用いてまとめるという一連の作業を具体的な内容について実習，理解する。

●施設の概要把握事項

　施設の概要把握事項については，臨床栄養実習の項を参照のこと。

図3−1　衛生管理に伴う点検表（例）

調理施設の点検表

年　　月　　日

責任者	衛生管理者

1. 毎日点検

	点　検　項　目	点検結果
1	施設へのねずみやこん虫の侵入を防止するための設備に不備がありませんか	
2	施設の清掃は、すべての食品が調理場内から完全に搬出された後、適切に実施されましたか（床面、内壁のうち床面から1m以内の部分	
3	施設に部外者が入ったり、調理作業に不必要な物品が置かれたりしていませんか	
4	施設は十分な換気が行われ、高温多湿が避けられていますか	
5	手洗い設備の石けん、爪ブラシ、ペーパータオル、殺菌液は適切ですか	

2. 1か月ごとの点検

	点　検　項　目	点検結果
1	巡回点検の結果、ねずみやこん虫の発生はありませんか	
2	ねずみやこん虫の駆除は半年以内に実施され、その記録が1年以上保存されていますか	
3	汚染作業区域と非汚染作業区域が明確に区別されていますか	
4	各作業区域の入り口手前に手洗い設備、履き物の消毒設備（履き物の交換が困難な場合に限る。）が設備されていますか	
5	シンクは用途別に相互汚染しないように設備されていますか	
6	加熱調理用食材、非加熱調理用食材、器具の洗浄等を行うシンクは別に設置されていますか	
7	シンク等の排水口は排水が飛散しない構造になっていますか	
8	すべての移動性の器具、容器等を衛生的に保管するための設備が設けられていますか	
9	便所には、専用の手洗い設備、専用の履き物が備えられていますか	
	施設の清掃は、すべての食品が調理場内から完全に排出された後、適切に実施されましたか（天井、内壁のうち床面から1m以上の部分	

3. 3か月ごとの点検

	点　検　項　目	点検結果
1	施設は隔壁等により、不潔な場所から完全に区別されていますか	
2	施設の床面は排水が容易に行える構造になっていますか	
3	便所、休憩室および更衣室は、隔壁により食品を取り扱う場所と区別されていますか	

〈改善を行った点〉

〈計画的に改善すべき点〉

調理器具等の点検表

年　　月　　日

責任者	衛生管理者

調理器具、容器等の点検表

	点　検　項　目	点検結果
1	包丁、まな板等の調理器具は用途別および食品別に用意し、混同しないように使用されていますか	
2	調理器具、容器等は作業動線を考慮し、あらかじめ適切な場所に適切な数が配置されていますか	
3	調理器具、容器等は使用後（必要に応じて使用中）に洗浄・殺菌し、乾燥されていますか	
4	調理場内における器具、容器等の洗浄・殺菌は、すべての食品が調理場から搬出された後、行っていますか（使用中等やむを得ない場合は、洗浄水等が飛散しないように行うこと）	
5	調理機械は、最低1日1回以上、分解して洗浄・消毒し、乾燥されていますか	
6	すべての調理器具、容器等は衛生的に保管されていますか	

〈改善を行った点〉

〈計画的に改善すべき点〉

従事者等の衛生管理点検表

年　　月　　日

責任者	衛生管理者

氏　　　　名	体調	化膿創	服装	帽子	毛髪	履き物	爪	指輪等	手洗い

	点　検　項　目	点検結果
1	健康診断、検便検査の結果に異常はありませんか	
2	下痢、発熱などの症状はありませんか	
3	手指や顔面に化膿創がありませんか	
4	着用する外衣、帽子は毎日専用で清潔なものに交換されていますか	
5	毛髪が帽子から出ていませんか	
6	作業場専用の履き物を使っていますか	
7	爪は短く切っていますか	
8	指輪やマニキュアをしていませんか	
9	手洗いを適切な時期に適切な方法で行っていますか	
10	下処理から調理場への移動の際には外衣、履き物の交換（履き物の交換が困難な場合には、履き物の消毒）が行われていますか	
11	便所には、調理作業時に着用する外衣、帽子、履き物のまま入らないようにしていますか	

12	調理、点検に従事しない者が、やむを得ず、調理施設に立ち入る場合には、専用の清潔な帽子、外衣および履き物を着用させましたか	立ち入った者	点検結果

〈改善を行った点〉

〈計画的に改善すべき点〉

調理等における点検表

年　　月　　日

責任者	衛生管理者

①下処理・調理中の取扱い

	点　検　項　目	点検結果
1	非汚染作業区域内に汚染を持ち込まないよう、下処理を確実に実施していますか	
2	冷蔵庫または冷凍庫から出した原材料は速やかに下処理、調理に移行させていますか	
3	非加熱で供される食品は下処理後速やかに調理に移行していますか　野菜および果物を加熱せず供する場合には、適切な洗浄（必要に応じて殺菌）を実施していますか	
4	加熱調理食品は中心部が十分（75℃で1分間以上等）加熱されていますか	
5	食品および移動性の調理器具並びに容器の取扱いは床面から60cm以上の場所で行われていますか（ただし、跳ね水等からの直接汚染が防止できる食缶等で食品を取り扱う場合には、30cm以上の台にのせて行うこと）	
6	加熱調理後の食品の冷却、非加熱調理食品の下処理後における調理場等での一時保管は清潔な場所で行われていますか	
7	加熱調理食品にトッピングする非加熱調理食品は、直接喫食する非加熱調理食品と同様の衛生管理を行い、トッピングする時期は提供までの時間が極力短くなるようにしていますか	

②調理後の取扱い

	点　検　項　目	点検結果
1	加熱調理後、食品を冷却する場合には、速やかに中心温度を下げる工夫がされていますか	
2	調理後の食品は衛生的な容器にふたをして、他からの二次汚染を防止していますか	
3	調理後の食品に適切に温度管理（冷却過程の温度管理を含む）を行い、必要な時刻および温度が記録されていますか	
4	配送過程があるものは保冷または保温設備のある運搬車を用いるなどにより、適切な温度管理を行い、必要な時間および温度等が記録されていますか	
5	調理後の食品は2時間以内に喫食されていますか	

③廃棄物の取扱い

	点　検　項　目	点検結果
1	廃棄物容器は、汚臭、汚液がもれないように管理するとともに、作業終了後は速やかに清掃し、衛生上支障のないように保持されていますか	
2	返却された残渣は非汚染作業区域に持ち込まれていませんか	
3	廃棄物は、適宜集積場に搬出し、作業場に放置されていませんか	
4	廃棄物集積場は、廃棄物の搬出後清掃するなど、周囲の環境に悪影響を及ぼさないよう管理されていますか	

〈改善を行った点〉

〈計画的に改善すべき点〉

表3-3　栄養部門で必要な諸帳票類（業務内容別）

●食数管理業務
　食事箋
　食数関連帳票
　調乳・濃厚流動食関連帳票
　食札
　患者別食歴表
　選択食調査紙

●献立管理業務
　実施献立
　食品構成表
　検食簿
　献立関連帳票

●食材管理業務
　発注食材集計
　予定食数表
　所定食数変更
　発注集計
　発注書
　決定業者登録

●調理管理業務
　調理食数集計
　調理食数変更
　使用食材一覧表
　料理作成一覧表
　用途別使用量表

●在庫管理業務
　在庫予定使用量表
　在庫出庫処理
　発注在庫一覧表

●管理資料
　食材の日報・月報・年報
　食材日計表（月計表）
　病院給食食品量
　栄養出納表
　患者年齢構成表および給与栄養目標量表
　食事状況表
　納品金額一覧表
　食材構成表
　月末在庫確認表

●各種統計資料（日報・月報・年報）
　病棟別食数表
　病棟別食数表（集計区分）
　病棟別主食表
　病棟別コメント集計表
　病棟別飲み物集計表
　変更患者一覧表
　個人別食事表
　食事配膳確認表
　配膳表
　調合内訳表
　おやつ配膳表
　おやつ集計表
　患者別食歴表
　食札
　食品構成表
　献立表
　厨房用献立表（料理内容・数量・食種別）
　決裁献立表
　成分値付献立表
　料理・食材コード付献立表
　予定献立成分値表
　食種別原価確認表
　選択食調査紙
　検食簿
　予定食数一覧表
　発注確認書
　発注書
　使用食材一覧表
　料理作成一覧表
　用途別使用量表
　現在庫量一覧表
　食数日報
　病棟別食数日報・月報
　食数集計日報・月報
　患者人数日報・月報
　実施食数表
　食材日計表
　病院給食食品量表
　栄養出納表
　患者年齢構成表および給与栄養目標量表
　食事状況表
　納品金額一覧表
　食品受払い表

表 3−4 入院時食事療養に必要な諸帳簿と機能

主な諸帳簿類	内　　　　　　　容
1．普通食（常食）患者年齢構成表 および給与栄養目標量表	毎月 15 日の入院患者全員の年齢，性別を分類して，それぞれの人数を求め，該当する栄養所要量を算出する。常食の献立作成の目安となる。
2．食品構成表	食事箋の指示内容に沿って食品を選択，数量を一覧にしたもの。
3．食事箋および食事変更伝票	医師が患者の性，年齢，体格，病状などから食事の内容を決定し発行する食事指示箋。また，食事変更が生じた場合に発行する伝票。
4．約束食事箋	院内であらかじめエネルギー，たんぱく質などを約束事として決めておくもの。
5．献立表	栄養計画と給食の運営計画に基づいて具体的な料理を組み合わせたものであり，実際の調理を行う際の指示書となる。
6．発注書	予定献立に基づき，必要な食材料を選定業者に注文する指示書。
7．納品書	注文した食材料が確実に納品されたかを確認する帳票。
8．病院給食食品量表	適切に食事が提供されているか 1 カ月を単位として食糧構成との比較を行う場合に使用する。
9．食材料消費日計表	食事提供業務の円滑を図るために，食材料の出納を明確にし，食材管理を的確に行うための記録簿。
10．食数管理表	食事を提供した総数を日・月ごとに病棟別，患者別にまとめたもの。特に特別食加算を算定した場合は患者の把握が必要（日報・月報）。
11．栄養出納表	給与した栄養素量が適切であるか，実施献立表から一定期間内の食品群実給与平均値が食品構成の基準値と合っているか評価する。
12．検食簿	給食責任者が調理後に提供する料理について栄養，衛生，嗜好的観点などからチェックした結果を記録に残したもので給食内容改善の資料に役立たせる。検食者は医師または栄養士。
13．栄養管理委員会議事録	食事の効果を生かすように医師，看護師，栄養士などの食事関係者から構成される会議を定期的に行い，食事計画，調査，改善などに関する事項を検討し記録する。
14．嗜好調査結果表	喫食者に対する食事の評価を行い，満足度を高めるために調査から得られた意見を献立に反映できるように努める。
15．残菜調査結果表	提供された食事の残食を調べることにより適切な食事内容が提供されたかを確認する。
16．細菌検査結果表	食品衛生上の事故を未然に防ぐ観点から，月 1 回（夏期 2 回）の検便による健康診断を実施することが定められている。
17．健康診断結果記録表	食事提供に従事する職員の健康面に対し年 1 回以上は必ず行うことが義務付けられている。
18．栄養管理業務日誌	1 日の業務内容を把握・管理する際には必要な書類。
19．管理栄養士等免許証	給食業務を行う際に必要な資格。免許証。
20．出勤簿	職員の勤務状況，人事管理を行う際に必要。
21．栄養指導箋および報告書	栄養指導・相談に際し，指示栄養量や指導・相談内容が記入された医師の指示書。診療報酬算定時に必要。
22．委託契約書（委託の場合）	食事提供業務を第三者に委託している場合はその内容などを明記した契約書を作成し，病院側，委託側双方が契約書を保有する。

4 給食経営管理

1. 実習の目的

　給食運営や関連の資源（食品流通や食品開発の状況，給食にかかわる組織や経費等）を総合的に判断し，栄養面，安全面，経済面全般のマネジメントを行う能力を養い，マーケティングの原理や応用を理解するとともに，組織管理などのマネジメントの基本的な考え方や方法を修得することを目的とする。

2. 実習事項

　実習においては，実践活動の場で課題発見，解決を通して，栄養評価・判定に基づく適切なマネジメントを行うために，以下の専門的知識および技術修得のために実習を行う。

（1） 医療施設における全般的業務

　医療関連施設等における栄養部門業務全般について，基本的な理解を深め，部門業務がどのように経営ビジョンにより運営されているかを考察する。

　現在，病院運営は厚生労働省の進めている診断群分類別包括評価（DPC：diagnosis procedure combination）などの導入により機能別に大きく区分けされてきている。大学病院，大型病院が中心の急性期型病院，急性期と慢性疾患患者を取り扱う一般総合病院，長期間の入院療養が可能な療養型病院，がん患者に対応するホスピスや緩和ケア病棟をもつ病院，整形外科，脳梗塞・心疾患患者のリハビリを中心に対応する回復リハビリ病棟をもつ病院と，病院の機能分化が進んでおり，病院ごとの経営方針は大きく異なり多様化してきている。こうした病院の運営形態の中で栄養部門が，どのような経営方針のもとに給食経営や食事サービスが行われているか，それぞれの病院の機能を理解するとともに，栄養部門の方針や具体的取り組みについて体験することが重要になる（表4-1）。

●給食管理

　入院時療養制度における給食管理となるが，病院機能別に給食管理は異なってくる。一般総合病院，急性期病院のように入院期間が14日以内の入院患者の（イ）給与栄養目標量の算出も一般治療食患者を中心に毎月15日に行われているが，一般治療食患者が少なく特別治療食が多い場合，どのように特別治療食患者の平均値を求めているのか（入院時療養制度での保健所の報告書は患者の一番多い食種となっており，特別治療食でもよいことになる），これらのことにより報告書の作成も変わるため，こうした内容の栄養報告書の作成についても体験する。（ロ）献立計画としての献立の対応もサイクル化されているのか。急性期と療養型ではサイクルの日数に変化が現れてくる。（ハ）給食費のうち食材料費についても，一般的な食材料費の管理，知識だけでは対応が困難な場合も多

表4-1　施設基準分類表

項　　目	主　な　内　容
救命救急入院料	1．救急救命センターを有している病院の一般病棟の治療室を単位として行うものであること 2．重篤な救急患者に対する医療行うにつき必要な医師が常時配置されていること 3．看護師の数が，入院患者の数が4またはその端数を増すごとに1以上であること
療養病棟入院基本料	1．当該病棟における看護職員の数は，当該病棟の入院患者の数が20またはその端数を増やすごとに1以上であること 2．当該病棟において，看護職員の最小必要数の2割以上が看護師であること
回復期 リハビリテーション病棟	1．回復期リハビリテーションの必要性の高い患者を8割以上入院させ，病棟単位で行うこと 2．病棟にリハビリテーション科の医師，理学療法士，作業療法士および言語聴覚士が適切に配置されていること
緩和ケア病棟	1．がん診療連携の拠点となる病院または（財）日本医療機能評価機構等が行う医療機能評価を受けている病院，もしくはそれらに準ずる病院であること 2．1日に看護を行う看護師の数が，入院患者の数が7またはその端数を増すごとに1以上であること 3．緩和ケアに関する研修を受けた医師が配置されていること

くなってきている。例えば，急性期型と療養型では患者の栄養療法における食品の選択，栄養治療方法が異なってくるために，使用する食材が異なり材料費も一律ではなく，栄養剤，特殊食品などの調理加工済食品などが多くなる。調理方法にもクックチルなどの調理技術が導入されており，調理技術向上のための講習会なども重要になっており，原価管理とともに従業員の教育プログラムについても理解する。

●栄 養 指 導

　入院時食事療養制度では入院期間中，1週間に1回，入院期間に2回までの栄養指導が認められているが，急性期型病院では，14日の入院期間の中でどのような方法によって，2回の栄養指導が実施されているのか，特別治療食患者すべてに栄養指導が実施されているのか，慢性疾患患者のみなのか，または特定の疾患患者に限って実施されているのか，多くの業務を行いながら少ない管理栄養士の人員の中で，栄養指導入院時指導システム（食事提供と栄養管理の関連）の面からと，栄養指導料の収入の両面から，その取り組みについて学習する必要がある。

●臨床栄養管理

　急性期型と療養型，ホスピスなどでは栄養管理の目標が大きく異なる。栄養ケアプランの作成には，給与栄養量算出，栄養補給法（病棟における食事の決定がどのように調理現場に伝達されて，患者に提供されているのか，そのシステムを理解する），栄養教育について，病院機能別に理解し体験することが必要である。中でも記録用紙，調査用紙のフォーマット，教材については，その内容や使用方法，つくり方等を，体験をとおして理解することが重要となる。特に臨床栄養管理はチーム医療で実施されており，チーム医療の中での管理栄養士の位置付けと役割について理解すべきである。

●組　　　　織

　栄養部門の組織が病院組織機能の中で，どのような組織に位置付けられているのか。診療部門，診療協力部門，事務局などいずれに組織されているのか。また，栄養部門の権限範囲などを理解することも重要である。

●人事・労務管理

　人事管理とは従業員の採用や配置，異動，退職，人事考課，昇進，昇格，教育訓練などを指し，労務管理とは労使関係，労働条件，福利厚生などを指すが，人事管理は，人材の確保と配置，報酬の決定を通して人材の有効活用を図るための管理の諸活動である。実習を通じてこれらの事象を学習することは極めて困難である。例えば，従業員の多様化については，現場で働く栄養士，調理師，調理補助員に対して，その身分を確認することは難しいと思われる。これらについては，学生指導

図4-1　病院組織図（例）

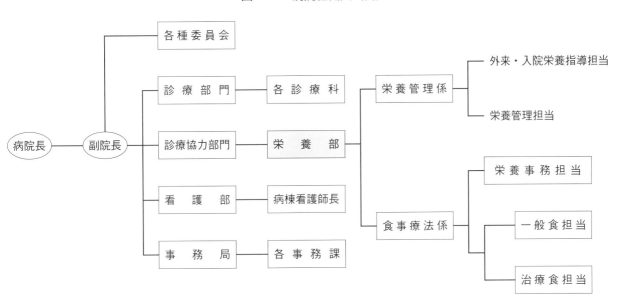

者によるオリエンテーションなどの場で，従業員の人員構成などについて質問して確認するとよい。また，業務のローテーションはどのように行われているか，その仕組みや方法について勤務表，調査用紙や報告書などの資料により，学習することが重要となる。

●コストコントロール

　病院における給食管理は社会保険制度の適用下で，入院時食事療養制度（Ⅰ・Ⅱの適用）によって行われている。コストコントロールにおける最も効果的な方法は収入を増やすことであるが，入院患者が制限されており，収入増は制約を受けている。このような環境の中で，栄養部門ではどのような工夫を行ってコストコントロールを行っているか，①食材費（食材原価），②労務費（労務原価），③経費の３つについてその管理方法を中心に学習する。

●教育・訓練

　一般に従業員の教育・訓練は，企業が必要とする人材を養成するために行われる活動である。経営方針，目標に沿った経営革新や，効率アップのために行われる。

　医療施設では，こうした企業の人材養成以外に，医療の専門職としての教育が行われている。栄養部門における教育プログラムは，どのように作成されているのか，管理栄養士独自の教育プログラムや衛生管理教育のような全従業員向け，研究発表，ケースカンファレンス，チーム医療推進の教育など具体的に体験しながら学習する。

（2）　給食経営管理の知識や技術の実践

　特定給食施設における給食サービスは，一般の飲食店と同じ食事の提供業務ではあるが，両者の食事提供は大きく異なる。給食サービスにおいて病院では対象者は，特定の対象であり，給食内容は，人間の生理的要求，嗜好，空腹を満たすこと以外に，疾病治療，健康の保持・増進，食教育など，その目的をもった給食を提供している。こうした環境の中で給食サービスは，マーケティング論でいう「顧客満足」に対する認識や取り組みが，ほかのサービス業と比較して立ち遅れていると評価されることがある。実際の現場で患者の食事満足の向上にどのように取り組んでいるのか体験することが重要になる。

① 　給食運営形態（直営または委託）による取り組みの違いや具体的方法について。

② 　病院施設の機能の違いによって，治療，嗜好や要望などの給食の目的の優先度は変わるのか。

③ 　食事環境への配慮はどのようにされているのか。

④ 　患者が特定されている中での調理調製者として接点がどのようにつくられているか。喫食調査，満足度調査など（質問調査法，動機調査法，観察調査法，パネル・テクニック調査法）がどのように行われ，それらの結果に対しての対応は，どのように取り組まれているか。以上のことについての認識をもって，調査・見学など具体的体験を行う。

（3）　個人の栄養アセスメントに基づいた栄養管理の実際

① 　給食の提供において

　利用者（患者）に対して適正な栄養量を給与するために，栄養アセスメントを行い，栄養ケアプランを作成しなければならない。しかし，入院時食事療養制度では，病院の経済面を考え合わせると，管理栄養士の人員は患者数に対して厳しく制限されており，ベッドサイド訪問において行う栄養アセスメントも特定の疾患に限定されている場合が多い。栄養アセスメント，栄養ケアプランを行うために，調理現場や栄養事務においてどのような工夫やコンピュータなどを利用しての合理化，改善を行っているかを体験する。

② 　栄養アセスメントの実際について，標準化されたシステムの理解と栄養パラメータとして，どのような項目を取り入れ，どのような技術や知識が必要なのかを体験する。また，調査用紙や記録用紙の使い方や記録，方法について学習する。

（4）　食 数 管 理

　医療施設では，食事オーダー管理が特に複雑であることから，どのような体制やシステムで運営されているかを見学し学習する。

●食事オーダー管理

　治療食は食種が多く，入院時食事療養制度における特別治療食加算の条件を満たすことは，病院経営面からも診療報酬料を適正に確保するためにも重要な食数管理の業務となる。食事オーダーシステムは，（イ）オーダーリングシステムがあり，病棟において医師により食事オーダーが入力されるシステムである。栄養部門においては，患者の属性入力，疾病と給与栄養量，個人対応（コメント），開始時期などに問題がないかを点検することが重要であり，特別治療食加算の有無の確認を行い医事課に転送される。また，（ロ）病棟からの紙ベースによる食事箋の場合は，栄養部門において入力され，指示内容について，点検確認しすべての指示事項が入力され，同じように医事課に配送される。

　こうした，食事オーダー管理の実際について体験して学習する。

（5）　医療施設における給食のシステム

① 食事提供に伴う，医師，看護師など病棟との約束事項（食事提供時間，変更受付け時間，緊急入院患者の食事対応，検査などに伴う食事待ち患者への対応）。

② 個別対応についての受け入れ範囲やその対応システムについて理解する。

③ 食事管理は病気別に疾病別栄養管理か成分栄養別食事管理を行っているのか。その方法の食事提供システムについて，それぞれの利点と欠点について考察する。

（6）　適時・適温配膳

　適時・適温については，特に適温配膳には，（イ）温冷配膳車を利用した配膳方法，（ロ）保温食器を利用した配膳方法，（ハ）食堂を利用した配膳方法があるが，現在，第4の方法として，クックチルによる調理方法を利用し，IHカートによる配膳車内での再加熱といった配膳方法も行われる。これらのいずれの方法によって適時・適温配膳が実施されているのか，その配膳システムによる管理温度や人の配置，機器の利用を理解し，体験し学習をする。また，これらの機器の利点，欠点に注目して，欠点を補うための工夫や技術について学習する必要がある。適時配膳については，患者が望む食事時間は何時なのかアンケート調査などを参考に考察する。大型病院における一定時間内に配膳するためのシステムや時間調整方法について学習する。

（7）　衛 生 管 理

　安全・衛生管理の目的は，食中毒などの食品衛生上の事故を防止し，衛生的かつ安全な食事を提供するとともに，給食施設における事故や災難などを防止し，給食従事者が安全に作業できるように運営することである。給食をとおして利用者の健康の維持・増進を図るには衛生的かつ安全な食事の提供が前提であり，そのために給食業務全般において特に，食品の管理とそれを扱う人（従業者と食品納入業者なども含む），および施設・設備における衛生上の配慮と衛生管理体制が確立されていることが重要になる。実習では，大量調理施設の衛生管理の指針となっている「大量調理施設衛生管理マニュアル」に，どのように対応した衛生管理が行われているのか，また，病院独自の工夫などがどのように実施されているか，具体的な事例に基づき体験するとともに考察する。

（8）　危 機 管 理

　栄養部門における危機管理には火災，地震，台風などに対する災害対策や食中毒などに対応した衛生管理対策，また，異物混入，医療事故などに対する事故防止対策とともに重要な項目である。特に食中毒などの事故が起きた場合には行政処分や患者への治療費，慰謝料，休業補償など損害賠償を負わなければならないほか，社会的信頼を失墜することによる被害は計り知れない。これらの事故は本来あってはならないことであり，栄養部門においてこれらの危機管理対策はどのように行われているのか。マニュアルなどを資料として考察することが重要である。

●リスクマネジメント（インシデント・アクシデントレポート）

　インシデントとは，いわゆる「ヒヤリ・ハット」事例といわれるものであり，間違った医療行為が患者に実際に施行される前に気付き，中止した事例であり，未然に防ぐことができた事例を報告したものである。アクシデントとは，患者に予定以外の医療行為が行われた事例である。こうした

図4-2 インシデント・アクシデントレポートの様式（例）

患　者　名	＿＿＿＿＿＿＿＿　　□男　　□女　　年齢　　歳　　□入院　□外来　□その他（職員）
発　生　日　時	年　　　月　　　日（　）　　午前・午後　　時　　　分
発　生　場　所	□＿＿＿＿病棟　□外来　□手術室　□ICU　□内視鏡室　□未熟児室　□分娩室 □透析室　□救急部　□放射線部　□検査部　□薬剤部　□栄養部　□その他（　　）
診　療　科	□＿＿＿＿＿科
発　見　者	□施行した本人　□他の職員　□患者本人　□患者家族　□他の患者
事　故　の　内　容	□インシデント　　□アクシデント
上司への報告	□有　　□無
医　療　行　為	□診療　□処置　□放射線撮影・治療　□検査　□採血　□手術　□麻酔　□与薬 □注射・輸液　□輸血　□リハビリ　□透析　□患者管理・看護　□療養指導 □その他（　　　　　　　　　　　　　　　　　　　　　　　　　　　　　　　）
種　　　　　類	□指示ミス　□手技ミス　□適応ミス　□診療ミス　□指示誤読　□観察不十分 □取り違い（患者・部位・検体）　□施行忘れ（処置・検査・採血）　□説明不十分 □薬剤（用法用量ミス・投与忘れ・薬剤名ミス・投与法ミス）　□機器操作ミス □機器誤動作・材料管理ミス　□施行保守管理ミス　□スタッフ間連携不備 □患者情報不足　□患者管理不十分（転落・転倒・熱傷・無断外出外泊・自己抜去） □その他（　　　　　　　　　　　　　　　　　　　　　　　　　　　　　　　）
事故発生の経過	
事故への対応とその後の経過	
生命への危険性　　□きわめて高い　　□高い　　□低い　　□ない 後遺症の可能性　　□可能性あり　　□なし　　□不明 本件発生時での患者家族との関係　　□良い　　□普通　　□悪い　　□きわめて悪い　　□不明	
その他　本件の原因や対策上でのご意見等がありましたらお書きください	

報告者　職種　□医師　　□看護師　　□助産師　　□検査技師　　□放射線技師　　□薬剤師　　□栄養士
　　　　　　　　□理学療法士　　□臨床工学士　　□保育士　　□事務＿＿＿＿＿　　□その他
　　　　年齢　□20歳代　　□30歳代　　□40歳代　　□50歳代　　□60歳代　　□70歳代
　　　　性別　□男　　□女

報告日　　　　年　　　月　　　日　（リスクマネジャー　　氏名＿＿＿＿＿＿＿＿）

インシデント・アクシデントレポートを報告することによって，事故を分析，評価し，対策を検討することによってこれらの事故を全従業員のものとして，二度とこのような事故が起こらないように防ごうとするものである（図4-2）。栄養部門において，リスクマネジメントがどのようなシステムによって行われているかを体験する。

●災害時危機管理

大規模地震災害などで被害を受けた場合には，医療施設では次の責務を果たさなければならない。

（イ）　入院および外来患者の保全確保と診療の継続

（ロ）　従業員の安全確保と病院施設の保全

（ハ）　地域住民の被害者の受け入れ　など

栄養部門においては，災害時備蓄品による献立などを用意しておくことになる。実習では，災害時対策マニュアルを参照し，備蓄食品，献立の内容などの見学をし学習する（表4-2）。

表4-2　非常時災害食マニュアル

項　　目	災害時における対応と作業手順
災害食の対応の基本的考え方	災害時における病院食は，平常使用の光熱水道（電気，水，ガス，蒸気）等設備の一部または全部が使用できないことを想定して，次の対策をとる必要がある。 ①　備蓄食料および備品の確保　②　非常災害食倉庫　③　燃料の用意　④　水の確保 ⑤　野外炊事器具および場所の確保　⑥　給食の方法　⑦　予算
1．備蓄食料および備品の確保	
2．非常災害食倉庫	栄養部
3．燃料の用意	電気および都市ガス停止の際は，蒸気の使用もできなく，熱源は断たれることになる。3日間は熱源を使用しない食事の提供を基本とする。しかし，新生児ミルクに関しては，栄養部に非常用熱源として，コンロを備品として，調乳の必要最低限の湯をわかし，調乳水を温めて対応する。
4．水の確保	
5．野外炊事器具および場所の確保	災害が長引いて物資の援助が遅れた場合，在庫の米，味噌等の材料を使用して炊き出しをする。厨房内の持ち出し可能な調理器具類を使用し，地下駐車場スペースの一角で行うが，そのときの状況に応じて判断する。
6．給食の方法	災害時用食料品の取扱要綱により行う。
7．予　　算	食料の保存期間により購入計画を立て会計手続きにより購入手続きをとる。

災害時用食料品の取扱要綱

（目的）
第1　災害の発生によって，食料品の供給及び販売の機構が一時的に麻痺状態をきたしたときに，入院患者及び職員に対して，食料品の供与ができるよう平時から災害時用食料を備蓄し，安定した食事を確保することを目的とする。
（備蓄目標と量）
第2　災害発生時における入院患者及び職員に対して，1日3食，3日間の食料の供与を目途に備蓄を行う。
（備蓄品目）
第3　備蓄する品目は，主食及び副食に利用する食料品として，軟食，流動食等にも対応できるものとする。また，調理や食事に必要な備品とする。食料，飲料水の備蓄，災害時用メニューを定める。
（備蓄品の購入手続）
第4　備蓄品の購入手続は，院長に対して購入計画を提出し，会計手続きに基づいて行う。
（備蓄品の保管）

第5　備蓄品は，一般会計手続に基づいて，栄養部に保管する。
（備蓄品の払出手続）
第6　院長は，災害の発生により備蓄品の払出しを必要と認めた時は，会計手続に基づいて，直ちに備蓄品の払出しを命じる。
（備蓄品保管の責務）
第7　栄養部長は，定期的に保管している備蓄品の数量及び品質等を確認し，災害発生時に備える。また，備蓄品に不足または変質があった場合は，速やかに購入計画を立て，院長に提出し手続をとる。
（備蓄品の交換及び廃棄）
第8　栄養部長は，備蓄品の品質を確保するために平常時に使用している食料品と交換し，備蓄の品質確保に努めなければならない。
（施行年月日）
第9　この要綱は，○○年○○月○○日より施行する。

●食中毒発生時の対応

　食中毒を防ぐために，「つけない，増やさない，殺す」の3つの原則を基本的に衛生習慣として守ることが必要である。不幸にして食中毒が発生をした場合や疑いが発生した場合は適切な対応が求められる。保健所への報告とともに，患者への初期対応が最も重要とされる。食中毒が起きたときにスムーズな対応ができるように，具体的マニュアルが作成されている。実習では，マニュアルの理解と衛生教育についても学習する。

食中毒事故発生時の対応マニュアル

　食中毒が発生したときは，院長をはじめ全職員の沈着冷静な対応が必要である。
　また，事態を解決するためには組織をもって，機敏に対処し発症者の治療，家族に対する誠意ある行動で臨んでいかなければならない。
1. 事故対策
(1) 正確な情報の把握
　① 院内において，感染対策委員長が患者の食中毒発生を確認した場合は，院長，栄養部長，事務局に報告し速やかに保健所に届ける。
　② 情報の流れを一本化する窓口として，報道機関への対応は副院長があたり，家族への対応は庶務課長があたる。
　③ 院内患者の事故について調査，確認項目については感染対策委員長の指示に従う。
(2) 緊急態勢
　① 院内に緊急対策本部（本部長・院長）を設置し，各機関先への有機的な行動ができる体制をとる。
　　委員構成（副院長・事務局長・総看護師長・感染対策委員長および委員・栄養部長・庶務課長）
　② 報道機関からの問い合わせには誠実に回答する。

(3) 保健所等の対応
　① 保健所調査委員の対応は，院長，感染対策委員長，栄養部長の責任者が直接あたる。
　② 保健所の立ち入り調査では指示があるまで，食材，検査食等の破棄等を行ってはならない。
　③ 事故後の対応策は保健所の指示に従う。
(4) 患者の食事が停止された場合の対応
　① 患者食の調製業務が停止された場合は，患者食厨房を閉鎖して，職員食堂により患者食の調製を行う。職員の食事は弁当給食とする。
(5) 再発防止
　① 生起した事故は冷静に反省し，原因を究明して，その改善を速やかに図り，患者の信頼の回復に努める。なお，改善に際しては栄養委員会メンバーの意見を取り入れる。
(6) 補償対策
　① 交渉窓口
　　食中毒事故については，その治療費は内容を十分検討して病院負担とするが，補償問題の交渉にあたっては代表者を一本化して誠意をもって行う。

（9）　嗜好調査・摂取量調査の実施

　入院時食事療養制度では患者の食事内容の改善やQOLの向上のために，嗜好調査や摂取量調査が義務付けられている。これらの調査がどのような方法で実施されているか，また調査内容はどのように評価されて，患者にフィードバックされているのか，調査方法，調査用紙，評価方法，患者へのフィードバックについて体験し，考察することが重要になる。例えば，嗜好調査は，全患者に一律の内容で実施しているのか，病棟単位となっているのか，治療食の食種ごとに実施されているのか，アンケート内容は一般食と治療食では異なるのか，調査回数は何回かなど，具体的な体験と調査資料を参考にして考察する。また，手術後食や摂取困難，栄養不足により食欲が低下している患者に対して，個別対応を実施するために，嗜好調査や摂取量調査をどのように実施し，どのような栄養補給の工夫を行っているのか，体験することは，栄養管理を実施するうえからも極めて重要である。

5

実習に必要な知識

1. 関連法規

（1） 医療保険制度

国民の生命と健康を支える医療制度は，良質で効率的な医療を国民が享受していけるようにするためつくられた。医療保険制度については，1961（昭和36）年に国民皆保険を基本に国民健康保険法が全面改正され，診療報酬により医療機関が運営されている。特に，高齢化の進展に伴いその重要度が増している高齢者医療制度については，拠出金の縮減が進んでおり，保険者の負担が増えつつある。

医療保険制度は社会保障制度の社会保険のひとつであり，医療保険（医療サービス）である。社会保障制度の狭義の体系は以下のとおりである。

図5−1　社会保障制度の狭義の体系

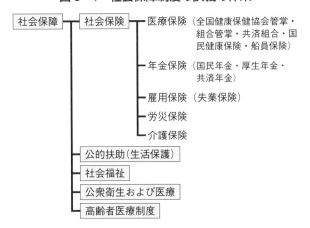

医療保険診療報酬による診療を保険診療という。保険診療を行った医療機関は保険審査機関（社会保険診療報酬支払基金・国民健康保険団体連合会）に診療報酬明細書（レセプト）を提出し，診療報酬は審査を経て確定した後に支払われる。

●介護保険制度

家族の介護は精神的・肉体的・経済的に限界があり，これを社会的に支えていこうとするシステムである。すなわち，要介護状態になったときの施設介護サービス・在宅介護サービスを行う社会保険制度で，1997年に介護保険法が成立し，2000年から施行された。

① 保険料を徴収し保険給付を行う経営主体の保険者は市町村および特別区。

② 保険料を納め保険給付を受ける被保険者は40歳以上。第1号被保険者は65歳以上，第2号被保険者は40〜64歳の医療保険加入者。

③ 保険財政の1割は利用者負担，残り9割のうち半分は公費（$\frac{1}{2}$を国，$\frac{1}{4}$ずつ都道府県と市町村が負担），残り半分は保険料（$\frac{1}{3}$は第1号被保険者，$\frac{2}{3}$は第2号被保険者が負担）でまかなわれる。

④ 保険料は年金からの天引きと医療保険料に加算して徴収される。

⑤ 要介護認定の第1次判定は訪問調査の結果をコンピュータ処理し，第2次判定は第1次判定後，かかりつけの医師の意見書を基に介護認定審査会が要支援（2段階）と要介護（5段階）を認定する。

⑥ 保険給付には「予防給付」（要支援），「介護給付」（要介護）があり，施設サービスと在宅サービスがある。

⑦ 要介護者はケアプランとケアマネジメントを受けることができる。

⑧ 支給限度額は要支援と要介護により異なる。グループホーム（認知症対応型共同生活介護）など一部の在宅・施設サービスには設けられていない。

⑨ 利用者負担額には月額の上限があり，超えた負担額は払い戻される。

⑩ 介護報酬は国保連合会が審査支払機関となり，介護サービス提供事業者に支払われる。

> **医療制度にかかわる問題**
> ① 医療法
> ② 急性期病床・慢性期病床・療養型病床
> ③ 管理栄養士配置規定
> ④ 医療監査　⑤ 医療評価

●診療報酬体系

医療で行われる診療行為は，診療報酬体系により詳細に決められている。栄養・食事にかかわる入院時食事療養基準は，この中に規定されている。

① 保険外併用療養費制度

1984（昭和59）年に保険診療の基礎部分を療養費として保険給付，残りを患者の負担とする特定療養費制度が導入された。2006（平成18）年の法改正により保険外併用療養費となった。現在は，200床以上の病院への初診料や再診料，入院が180日を超える入院基本料など，保険診療の本体部分にも拡大され，保険診療を抑制する方向が強まっている。つまり，長期入院患者を減らし，医療費の軽減を図ることを目的としている制度である。

② 摂食障害入院医療管理加算

摂食障害入院医療管理加算は，摂食障害の患者に対して，医師，看護師，精神保健福祉士，臨床心理技術者および管理栄養士等による集中的かつ多面的な治療が計画的に提供されることを評価したものである。2010（平成22）年の診療報酬改定にあたって，新設された。加算の算定対象となる患者は，摂食障害による著しい体重減少が認められる者であっ

て，BMI が 15 未満であるものとされている。入院
した日から起算して 60 日を限度として，加算する
（30 日以内 200 点，31 日以上 100 点）。

③ DRG（diagnosis-related group）／
PPS（prospective payment system）

DRG は 10,000 以上の国際的な病気の分類の中か
ら 500 程度の病名グループに整理し分類する方法で，
PPS は包括支払方式のことであり，一緒にして診
断群別包括支払方式という。平均在院日数の短縮，
経費の削減，支払い額の一定，請求事務の簡素化等
の利点疾患に対して定額制であるため，高度な技術
や検査を実施しても，濃厚な診療を行っても入る金
額は変わらない等の問題点が生じる。1998（平成
10）年から施行は始まり，2003（平成 15）年から
特定機能病院で一日包括払い制度（DPC/PDPS）
が導入された。

④ 栄養サポートチーム加算

栄養管理に関する制度は，2006（平成 18）年，
全患者を対象とした栄養管理を目的に，栄養管理実
施加算が新設されたが，普及した頃の 2012（平成
24）年には廃止され，入院基本料の一部として組み
込まれた。2010（平成 22）年，栄養サポートチー
ム加算（通常 NST 加算）が新設された。この制度
は，栄養障害の状態にある患者が，栄養障害が見込
まれる患者に対し，所定の研修を終了した医師，看
護師，薬剤師，管理栄養士で構成されるチームで栄
養管理を行った場合に加算が認められる。

●医療監視

医療監視とは，医療が適正に行われているかを監督・
監視するもので，厚生労働省保健医療局長および健康
政策局長通知（健医）を受けて，厚生労働省保険局が
各県の社会保険事務局保険部保健医療課基準指導係に
委託して行い，都道府県の報告を基に厚生労働省が検
査する。なお，重点医療監視については，厚生労働省
と都道府県等が合同で立入検査を実施する。

●後期高齢者医療制度

この制度は 2008（平成 20）年に創設され，医療制

度に属し，75 歳以上の者を対象とし，高齢者自らが
負担能力に応じて保険料の負担をすることを基本とし
ているが，介護保険スタートは高齢者医療制度と介護
保険制度（居宅者が対象）の関係の明確化が図られる。

●カルテ開示

医療記録の開示は，2005（平成 17）年個人情報保
護法の施行により，法的義務となった。

●病院機能評価

第三者機関の「公益財団法人日本医療機能評価機構」
が，医療の質を医療機関ごとに客観的に評価し，国民
にわかる形で情報提供しようという趣旨で 1997（平
成 9）年から実施している。評価の内容は，(1)病院組
織の運営と地域における役割，(2)患者の権利と安全性
の確保，(3)療養環境と患者サービス，(4)診療の質の確
保，(5)看護の適切な提供，(6)病院運営管理の合理性の
6 つの領域において評価・分析し，問題点の改善に努
め成果を上げた病院には認定証が発行される。当然，
栄養・食事にかかわることも評価対象となっている。
2002（平成 14）年から，この評価認定の有無が診療
報酬の加算の条件にもなっている。

（2） 健康増進法

特定給食施設であって特別の栄養管理が必要なもの
として厚生労働省令で定めるところにより都道府県知
事が指定するものの設置者は，当該特定給食施設に管
理栄養士を置かなければならない。

（3） ISO（International Organization for Standardization）：
国際標準化機構

国際貿易促進のために，国際的な規格の統一によっ
て，技術的貿易障害を取り除くことを目的に設立され
た民間の組織。この機構には，品質マネジメントシス
テム規格である「ISO9000 シリーズ」と環境マネジメ
ントシステム規格の「ISO14000 シリーズ」がある。
医療機関においても企画や内容の統一を図るために取
り入れ始めている。

2. 臨床検査

臨床検査には，心電図，呼吸機能検査，超音波検査，
コンピュータ断層撮影法，磁気共鳴画像診断法，エッ
クス線写真，心胸郭比，心臓カテーテル検査，動脈血
酸素飽和度，細菌学的検査などがある。これらの検査
報告書は，小さいものは医師診療録に添付してあり，
大きい画像は別の場所に保管してあるが，診断の結果
は医師診療録に記載されている。そのため，臨床実習
では，医師診療録や各検査項目をコンピュータなどか

ら収集する作業が必要になる。生活習慣病を主とする
外来患者の場合は，生化学的検査程度の把握で済むこ
とが多いが，入院患者の場合は，病態の重症度を知る
ための検査から栄養状態を示す検査までを掌握しなけ
ればならない。

以下は，臨床実習でみるべき検査である。

（1） 臨床検査
⑴ 心電図

　心電図では，不整脈，心臓の肥大，狭心症や心筋梗塞，電解質（K・Ca）の異常が診断できる。トレッドミル負荷心電図，ホルター心電図（24時間）では，詳細に調べられる。

⑵ エックス線写真（x-ray photograph：X-P），心胸郭比（cardio-thoracic ratio：CTR）

　X-P は，「レントゲン」とも呼ばれ，あらゆる臓器が撮影できる。特に重篤な肺疾患があると誤嚥性肺炎のリスクが高くなるので，医師診療録の記載をみておく。

　心胸郭比（％）は，水分貯留の程度をみており，50％以上になっていると水分や塩分制限が必要であることがわかる。

⑶ 心臓カテーテル検査

　通常，「心カテ」と呼ばれ，血管のどの部分が悪いのかを調べる。心カテをする人は，抗血液凝固剤（ワルファリン）を服用していることが多い。服用している場合は治療薬とは逆に血液凝固作用のあるビタミンKを多く含有している食品や納豆，クロレラを中止するように指導する。

⑷ 動脈血酸素飽和度（SpO_2）

　SpO_2 は，通常，「saturation」と呼び，酸素量の過不足をみる。安静時の SpO_2 が93％以上であれば問題はないが，90％以下になるとチアノーゼ（青味がかった口唇と指の爪）を呈し始め，酸素療法が必要であることがわかる。また，50％以下になると組織損傷を起こし，30％以下になると細胞の死を招くので，患者面談前には必ず確認する。

⑸ 超音波検査

　超音波検査は，通常「エコー」と呼ばれ，心臓，食道，頸動脈，腹部などが測定され，脂肪肝，胆石，血管壁の肥厚などの診断ができる。

⑹ 細菌学的検査

　便，尿，喀痰やそれらの塗抹標本の検査は，食中毒菌，風邪や結核を判断するウイルス，抗生物質抵抗性菌などがないかなどを診断する。

　食中毒菌がある場合は，食器の消毒あるいは使い捨て食器が必要であるかを検討する。**院内感染菌である**
メチシリン耐性黄色ブドウ球菌（MRSA），エンテロバクター菌，セラチア菌，レジオネラ，アデノウイルスが確認された場合は，患者面談ができないこともある。

（2） 生化学検査，血液学的検査

　生化学検査や血液学的検査の結果は，コンピュータ内かそのコピーが医師診療録に添付されている。生化学検査からは，血液と血液中の栄養分や酵素，電解質から機能検査（肝機能，腎機能，負荷試験，内分泌検査），栄養状態，身体の状態などを知る。

⑴ 生化学検査

　栄養管理上重要なのは，糖尿病・脂質異常症・腎機能障害・脂肪肝など生活習慣病に関する検査と，低栄養状態判断の検査である。しかし，栄養状態の評価は，疾患により異なるので，複数の検査値を組み合わせてみる。

　検査値は，食前・食後など測定時間，性・年齢により異なり，見掛け上の異常，検査ミス，薬物の副作用により左右され，個体差もある。そのため，経時的に観察し，栄養状態と関係するのか疾患の悪化や改善によるかを見極める。なお，検査値は，各検査機関により基準値が異なるが，単位が同じであれば誤差範囲であることが多い。

●主にたんぱく代謝の指標になる検査

① **総たんぱく（total protein：TP），**
血清アルブミン（serum albumin：Alb）

　TP は，グロブリンとアルブミンを併せてみるので，栄養状態をみることが難しい。

　Alb は，スクリーニングに使われ，半減期が18～20日間と長いので，長期の栄養状態をみる。栄養状態の低下は，3.5g/dl 以下をいう。

　ほかに Alb が低くなる肝硬変では酵素や総コレステロール，アンモニア，フィッシャー比を一緒にみて，たんぱく質量あるいはたんぱく質の質が適正かどうかをみる。ネフローゼ症候群では，低 Alb 血症に加え，高度の尿たんぱくの排出があれば，たんぱく質制限が必要になる。なお，入院時の採血は，脱水状態で高めになっていることがあるので，数日後の検査で評価し，炎症反応である CRP が高い場合やリウマチがある場合も低値となるので，真の値を示しているかを確認する。

② **トランスフェリン（transferrin：Tf），**
トランスサイレチン（transthyretin：TTR），
レチノール結合たんぱく質（retinol binding protein：RBP）

　これらの半減期は，RBP が12～16時間，TTRが2～3日間，Tf が7～10日間であり，内臓たんぱくをよく反映し，術後の栄養状態をみることに使われることが高い。

③ **クレアチニン身長係数（creatinine height index：CHI）**

　1日のクレアチニン排泄量と標準クレアチニン排泄量の比を求めたもので，上腕筋囲より鋭敏かつ定量的に体たんぱく質，特に骨格筋たんぱく質量を反映する。クレアチニン排泄量は，身長と性別から求めた理想体重とクレアチニン係数（男性23mg/kg理想体重・女性18mg/kg理想体重）を掛け合わせ

て求め，侵襲の大きい疾患で測定されることがある。測定頻度は高くない。

④ **尿中3-メチルヒスチジン排泄量（3-Mehis）**

筋収縮たんぱく質の分解率をよく反映し，除脂肪体重とよい相関を示す。骨格筋肉量の多い男性や若年者では高値で，女性や高齢者では低値を示す。たんぱく質の異化亢進時や栄養状態の改善時に認められる。

⑤ **窒素出納（nitrogen balance）**

健常成人においては，窒素出納はほぼゼロの状態にあるが，侵襲下や低栄養状態などでは負となる。

窒素出納は，摂取窒素量から排泄窒素量を差し引いたもので，摂取たんぱく量（g/日）/6.25－（尿中尿素窒素（g/日）＋4）の式から求める。

● **主に免疫能の指標となる検査**

① **総リンパ球数（TLC）**

細胞性免疫能の指標になるが，白血球数の変動に伴い変化するので，白血球の動きを併せてみる。

② **免疫グロブリン**

免疫グロブリンは，液性免疫能の評価ができ，IgAはIgA腎症で高値となり，IgEはアレルギーがあると高値になる。

● **血清脂質の検査**

① **総コレステロール（TC），LDLコレステロール（LDL-C）**

TC，LDL-Cが高値になるのは，脂質異常症だけでなく，ネフローゼ症候群や甲状腺機能低下症，ときに糖尿病や肥満，薬物の副作用，閉経後である。そのため，まず，高値を指摘された時期あるいは上昇し始めた時期と前述の疾患，体重あるいは薬物服用後の変化であるかどうかを確認する。疾患や薬物による影響がない場合は，食習慣の影響を確認する。入院後に上昇する場合は，薬物の副作用であることが多い。

栄養状態の低下，肝硬変，悪性腫瘍（癌），そしてときに貧血などでは低値になるので，Albとともに低下しているかどうかをみる。

② **中性脂肪（TG）**

TGが高値になるのは，アルコール多量，夕食過食，単糖類や二糖類の過剰，高血糖，高脂肪食，肥満，飢餓，閉塞性黄疸，尿毒症，脳血栓症，妊娠などである。

アルコールの過剰で高値になった場合は，TGのほかにγ-GTP，尿酸，ときに乳酸脱水素酵素（LDH）などの上昇がある。飽和脂肪酸の過剰摂取では，TCとともに上昇するが，n-6系脂肪酸はTGを上昇させてもTCは上げないなど組み合わせながら評価する。なお，TGは食事の影響が大きいので，採血が食後であれば上昇する。

③ **HDLコレステロール（HDL）**

HDLは，通常善玉と称されているので低値になることのほうが問題となる。低値になるのは，著しい高中性脂肪血症，肥満，慢性炎症，肝硬変などの疾患のほかに運動不足，喫煙，それに降圧薬の副作用などがある。またn-6系脂肪酸過剰，たんぱく不足，急激なアルコール制限などでは，低値となりやすい。

● **肝・胆管疾患系検査**

① **アスパラギン酸アミノトランスフェラーゼ（AST），アラニンアミノトランスフェラーゼ（ALT）**

ASTはALTに比べ，分子量が小さいので，早期に逸脱して，上昇し，逆に治癒に伴い低下するのも早い。ALTは逆に上昇，低下も遅い。高値になるのは，肝臓・胆嚢疾患，心筋梗塞，アルコール性肝硬変などであるが，値は機能障害と一致するわけではない。

② **γ-グルタミルトランスペプチダーゼ（γ-GTP）**

γ-GTPは，高値になることで有名なのが飲酒の過剰摂取であるが，肥満，脂肪肝，肝疾患，胆汁うっ帯，心筋梗塞，長期ステロイド服用でも上昇する。これらは，他の検査，症状と併せてみるとわかる。

③ **コリンエステラーゼ（ChE）**

ChEは，栄養状態の低下，肝臓でのたんぱく合成能が悪いと低下する。この場合は，Albが共に低値になる。高値になるのは，夕食過食による脂肪肝やネフローゼ症候群などである。夕食過食ではほかにTGや血糖値，GGTなどが高めになりやすい。

④ **ビリルビン（Bil）**

Bilは，老化赤血球の破壊で上昇し，2以上で眼が黄色になり，3以上で皮膚が黄色になる。

直接ビリルビン（D-Bi）は，肝内胆汁うっ帯，閉塞性黄疸，胆管結石などで高値になる。

⑤ **血中アンモニア（NH₃）**

NH₃は，肝硬変で肝性昏睡や脳症が心配されるときに測定されるが，数値と症状は必ずしも一致しない。

⑥ **アルカリフォスファターゼ（ALP）**

ALPは，主に胆道疾患，骨疾患，悪性腫瘍で高値になり，栄養の影響は少ない。

⑦ **乳酸脱水素酵素（LDH）**

LDHは，組織の損傷の指標であり，心筋梗塞の発症時に急激な上昇をする。重篤な疾患がない場合は，多量の飲酒習慣がある人や急激な筋運動で上昇することがある。

⑧ **フィッシャー比（Fis比）**

血中の分岐鎖アミノ酸と芳香族アミノ酸のモル比であり，肝硬変では低値になるので，測定される。

●膵臓疾患系検査

① 血清アミラーゼ（S-amy），リパーゼ

アミラーゼには，膵臓由来のものと唾液腺由来が混合されている。そのため，膵臓疾患はリパーゼが共に高値であるかどうかを組み合わせてみる。

●腎臓疾患系検査

① 尿素窒素（BUN），クレアチニン（Cr）

BUN は，腎症，たんぱく異化亢進，消化管出血，術後，脱水などで容易に高値になるので，原因を見極める。Cr は，腎機能障害に伴い上昇するので，Cr が 2 以上になるとその逆数が腎機能とほぼ一致するが，高齢者では腎機能の低下と脱水が混合していることが多いので，見誤らないように注意する。なお，Cr は筋肉量と相関するので，高齢者，長期臥床者では低値を示す。

② クレアチニンクリアランス（Ccr）

Ccr70 以下では，腎機能の低下がある。

③ 血清ナトリウム（Na）

Na は，急性腎不全，慢性腎不全で低値になりやすいほか，浮腫を伴う疾患や輸液量の過剰による希釈，体液の喪失（下痢，嘔吐，腎疾患），利尿剤で低値になることが多い。なお，高血糖・脂質異常症では見掛け上低値になることがある。水の喪失による多汗（発熱，高気温），消化管からの喪失では，高値になることがある。

④ 血清カリウム（K）

K は，6mEq/l 以上になると心臓停止の危険がある。代謝性アシドーシス，慢性腎不全・たんぱく質異化亢進時には，高値になるので原因を見極めて対応する。低値になるのは，利尿薬の副作用や下痢・嘔吐などが多い。

⑤ 血清リン（P）

P は腎機能が 20% 以下になるころに上昇し，血清カルシウム（Ca）は低値を示すようになる。

⑥ 血清カルシウム（Ca）

Ca は，慢性腎不全の進展に伴い低値を示すが，呼吸不全・甲状腺機能低下症でも低くなることがある。

⑦ 尿酸（UA）

UA が高値になるのは，痛風，腎機能障害，熱傷などの疾患のほかに急激な体重減少，多量の飲酒習慣，肥満，プリン体の過剰摂取などがある。見極めは，疾患があるか，なければ飲食の影響を確認する。

●糖尿病系検査

① ブドウ糖負荷試験（OGTT），血中インスリン（IRI）

OGTT では，空腹時，1 時間後，2 時間後の血糖値とインスリン分泌量から，食後過血糖傾向にあるか，このときのインスリンの反応がわかる。肥満者では，インスリン分泌量が十分でも高血糖を示す。

② 空腹時血糖値（FPG）

糖尿病診断基準は，FPG が ≧126mg/dl あるいは 2 時間値≧200mg/dl である。FPG は，夕食過食・夕食が遅い・検査数日前過食で上昇しやすいが，逆もある。

③ グリコヘモグロビン A1c（HbA1c）

検査前の 1〜2 か月間の血糖値の平均をみる検査である。そのため，FPG が低下しても HbA1c の低下が認められない，あるいは上昇した場合は，食事のとり方にムラがあることがわかる。

④ 血清 C-ペプチド（CPR）

インスリンの前駆物質で，インスリン分泌量を表わし，インスリン注射の必要性がわかる。

●腫瘍マーカー

腫瘍マーカーには，がん胎児たんぱく（CEA），糖鎖抗原 19-9（CA19-9），α-フェトプロテイン（AFP），糖鎖抗原 125（CA125）のほかにも数多くあるが，腫瘍がある場合は著しい数値となる。しかし，発見するには，感度が悪い。

(2) 血液学的検査

血算（血液の細胞）とも呼ばれる検査で，白血球（WBC），赤血球（RBC），ヘモグロビン（Hb），平均赤血球血色素量（MCH），平均赤血球血色素濃度（MCHC），平均赤血球容積（MCV），そして血小板（PLT）がこれにあたる。血算はスクリーニング検査であり，脱水や出血，貧血の種類，急性または慢性の感染，アレルギー，血液凝固のしやすさなどがわかる。

●貧血系検査

① 赤血球数（RBC）

酸素を身体中の組織に運び入れ不要になった二酸化炭素を運び出す働きがある。貧血，出血で低値となる。

② ヘモグロビン（Hb）

Hb は赤血球に含まれている血色素で，ヘムという有機鉄とグロビンというたんぱくとが結びついたもので，酸素を全身に運ぶ働きがあり，男性 13g/dl，女性 12g/dl 以下を貧血という。

③ ヘマトクリット（Ht）

Ht は，血液中の赤血球の割合を示し，貧血では低値になるが，脱水・多血症では高値となる。

④ 平均赤血球容積（MCV）

MCV は，赤血球の大小がわかる検査で，貧血の種類を見極めるのに役立つ。鉄欠乏性，慢性出血では，小球性低色素性貧血となり，腎機能障害では，正球性色素性貧血となる。また，VB$_{12}$ 欠乏の悪性貧血，葉酸欠乏では，大球性高色素性貧血となるので，Hb が低値を示すときには，必ず確認する。

⑤ 血清鉄（Fe），総鉄結合能（TIBC）

鉄欠乏性貧血では，血清 Fe が低値を示し，TIBC

が高値となる。逆に鉄過剰状態では TIBC が低値となる。

⑥　フェリチン

鉄貯蔵たんぱく質であるフェリチンは，鉄欠乏性貧血，消化器腫瘍，消化器潰瘍，ビタミンC欠乏症，妊娠などで低値となる。一方，NASH やC型慢性肝炎で高値を示す。輸血や鉄剤投与，腎性貧血で利用されるエリスロポエチン投与では，フェリチン値を上昇させるので留意する必要がある。

●血小板（PLT）

PLT は，出血時に血を止める働きをする。各種感染症，貧血，悪性腫瘍では，増加し，自己免疫疾患，骨髄機能低下では減少する。

●炎症の検査

①　C反応性たんぱく（CRP）

CRP は，炎症（感染・急性肝炎・麻疹等），心筋梗塞，肝硬変，肺結核，がん，敗血症などで高値となる。CRP の陽性度は，症状の強さと平行するので反復検査で上記などの疾患の悪化，増悪，軽快を知ることができる。CRP が高い場合は，発熱を伴うことが多いので，注意して観察する。

②　白血球数（WBC）

WBC は，風邪やその他の感染症でその数は増加する。CRP とは異なり，化膿性疾患，急性細菌性感染症，悪性腫瘍末期，白血病などで増加する。逆に数が減少する場合は，放射線障害，薬害，免疫疾患，一部の感染症，まれに再生不良性貧血などがある。

（3）　尿　検　査

●尿の混濁

肉眼的血尿は，膀胱炎，結石，腎炎，腫瘍，結核，

外傷などが考えられ，顕微鏡的血尿は各種腎炎，ネフローゼ症候群，出血性素因などで生じる。

●尿比重（正常値1.01〜1.025）

尿比重の増加がある場合は，下痢，多汗症，尿糖，心不全，抗利尿ホルモン分泌異常症（SIADH），嘔吐，水分の制限などによる脱水がないかどうかをみる。尿比重の減少では，水分の過剰な摂取，下垂体性尿崩症，腎不全，糸球体腎炎，腎盂腎炎などの疾患名をみる。

●尿たんぱく，微量アルブミン尿

尿たんぱくの排出が問題になるのは，腎疾患であり，その量が1日 3.5g 以上であればネフローゼ症候群が考えられ，少量でも同時に赤血球の排出が一緒にみられる場合は腎臓病であるかどうかを確認する。

微量アルブミン尿は，分子量が小さいため，尿たんぱくの出現より前に排出され，糖尿病性腎症の早期発見に役立つ。

●尿　　　糖

一般に血糖値が 160mg/dl を超えると尿中に糖が排泄されるが，その閾値には個体差があり，これだけで糖尿病の診断は行われない。腎性糖尿（腎の糖排出閾値低下），妊娠，ステロイドホルモン服用，重症肝障害，脳腫瘍，薬物中毒，尿細管障害でみられる尿糖は，高血糖を伴わない。

●ケトン体

ケトン体は，グルコース利用不足・絶対量不足によって出現するので，飢餓や高血糖やインスリン不足で出現する。なお，減量時に軽度陽性になる程度は，問題がない。

3. 薬　　　物

（1）　覚えるべき薬物の種類

(1)　生活習慣病関連薬物

・糖尿病薬……経口薬には，インスリン抵抗性改善薬，スルホニル尿素（SU）薬，ビグアナイド（BG）薬，α-グルコシダーゼ阻害薬，チアゾリジン誘導体，グリニド類，DPP-4 阻害薬，SGLT2 阻害薬がある。血糖低下に対し作用が異なる。体重が増加しやすい種類もあるので覚えておく（表5-1）。インスリンには，超速効型，速効型，中間型，混合型，持効型があり，作用時間，投与回数が異なる（表5-2）。

・脂質異常症薬……脂質異常症のタイプによって，利用する種類が異なる。薬物の効果は，おおむねどの程度かがわかっているので，改善の程度が薬物の効果以上であれば食事療法の効果があったと判断できる。

・降圧薬……ACE 阻害薬，Ca 拮抗薬，持続性 Ca 拮抗薬，α_1 遮断薬，β_1 遮断薬，β 遮断薬，$\alpha \cdot \beta$ 遮断薬，$\alpha_1 \cdot \beta_1$ 遮断薬，持続性アンジオテンシンII受容体拮抗薬があり，作用が異なる。

・痛風治療薬……尿酸の合成を抑え，血液中の尿酸を下げ，痛風症状を改善する薬物であり，腎不全に伴う高尿酸血症の治療としても使われる。

(2)　肝疾患治療薬

肝不全用 BCAA（分岐鎖アミノ酸）製薬（リーバクト）は，たんぱく質摂取量と併せてみる。

(3)　腎臓疾患用薬物

赤血球をつくる造血ホルモン，エリスロポエチン製剤（エポジン，エスポー，ネスプ，ミルセラ），腸管からのカルシウム（Ca）吸収を高める活性型ビタミンD（アルファロール，ロカルトロール，ワンアルファー），リンを低下させるために食直後に服用する炭酸カルシウム，高カリウム症状を改善するカリメート，

表5-1　経口血糖降下薬

	一般名（商品名）	作用機序	作用特性
スルホニル尿素（SU）薬（インスリン分泌促進薬）	アセトヘキサミド（ジメリン®），グリクロピラミド（デアメリンS®），グリクラジド（グリミクロン®），グリベンクラミド（オイグルコン®，ダオニール®），グリメピリド（アマリール®）	インスリン分泌促進	自己のインスリン分泌能が保たれている。肥満には効果ない（空腹感，過食傾向の可能性）
ビグアナイド（BG）薬（インスリン抵抗性改善薬）	ブホルミン塩酸塩（ジベトス®），メトホルミン塩酸塩（メルビン®，グリコラン®，メトグルコ®，ネルビス®）	インスリン分泌作用はない	肝で糖新生の抑制，消化管からの糖吸収抑制，末梢組織でのインスリン感受性改善。肥満者が対象（高齢者や肝・腎・心疾患患者では乳酸アシドーシス発生の可能性あり）
α-グルコシダーゼ阻害薬	アカルボース（グルコバイ®），ボグリボース（ベイスン®），ミグリトール（セイブル®）		二糖類分解酵素の作用を阻害，糖消化を抑制し，食後過血糖を抑制。FPG126mg/dl 未満，食後血糖200mg/dl 以上に適応
チアゾリジン薬（インスリン抵抗性改善薬）	ピオグリタゾン塩酸塩（アクトス®）	インスリン分泌促進作用はない	インスリン抵抗性の改善。BMI25以上の肥満に有効。（浮腫，体重増加，貧血，LDHやCPKの上昇，過食傾向になりやすい）
グリニド類（速効型食後血糖降下薬）	ナテグリニド（ファスティック®，スターシス®），ミチグリニドCa（グルファスト®），レパグリニド（シュアポスト®）	インスリン分泌を促進	服用後短時間で血糖効果作用を発揮。SU薬と比較し吸収および尿中からの消失が早い
DPP-4阻害薬（インクレチン作用増強薬）	シタグリプチンリン酸塩水和物（ジャヌビア®，グラクティブ®），マログリプチン安息香酸塩（ネシーナ®），ビルダグリプチン（エクア®），リナグリプチン（トラゼンタ®），アナグリプチン（スイニー®），テネグリプチン臭化水素酸塩水和物（テネリア®），オキサグリプチン水和物（オングリザ®）	インクレチン作用増強	インクレチン分解酵素であるDPP-4を阻害し，血糖依存的に作用するため低血糖をお越しにくい
SGLT2阻害薬	イプラグリフロジン（スーゲラ®），ダパグリフロジン（フォシーガ®），ルセオグリフロジン（ルセフィ®）	尿糖排泄促進	血糖の再吸収を抑え，尿糖として排泄する。泌尿器感染症，体重減少，脱水

表5-2　インスリン製剤の種類と作用時間

分　類	製　品　名	作用時間（時間）		
		発現時間	最　　大	持続時間
超速効型	ノボラピッド，ヒューマログ，アピドラ	10〜20分	0.5〜3	3〜5
速効型	ノボリンR，ヒューマリンR，ペンフィルR，イノレットR，ヒューマカートR	0.5〜1	1〜3	5〜8
中間型	ノボリンN，ヒューマリンN，ペンフィルN，ヒューマカートN	1〜3	4〜12	18〜24
混合型	ノボリン30R〜50R*，ペンフィル30R〜50R*，ノボラピッド30・50・70，イノレット30R〜50R*，ヒューマリン3／7，ヒューマログ25・50	10〜20分	2〜8	24
持効型	レベミル，ランタス，トレシーバ	1〜2	24〜42	24〜28

＊30R〜50Rとは，30R，40R，50Rのこと。

腸内の有害物質を吸着して透析導入を遅らせる目的の吸着炭（クレメジン）は、腎臓障害がある多くの患者に使われる。

(4) ビタミン・ミネラル薬

ビタミン・ミネラルの不足を補給する目的で利用されるだけでなく、ビタミンB_{12}（メチコバール）は、神経障害治療薬としても利用される。逆に腎機能障害患者では、血清カリウム、リン値が高くなるため、血清K抑制薬、高リン血症治療薬が用いられる。

(5) 利 尿 薬

尿の出をよくする薬で、身体のむくみ、浮腫を取り除く目的以外に、血圧を下げる薬の効果を高めるためにも処方されるので、症状と併せてみる。K保持性利尿薬以外のループ利尿薬、チアジド系利尿薬は、尿中へのカリウム排泄を伴うため、カリウムの補給が必要になることがある。利尿薬服用者は、脱水により血清尿素窒素やヘマトクリットが上昇することがある。

(6) 下薬・下痢止・便秘薬

通常の便通改善目的だけでなく、高アンモニア血症治療薬として利用される排便促進薬（ポルトラック、モニラック、ラクツロース）は、下痢気味にするが、下痢を止める必要はない。

(7) 抗 腫 瘍 薬

食欲低下、口内炎、胃腸障害など食事摂取に影響を及ぼす多くの副作用がある。

(8) 消化性潰瘍薬

潰瘍治療と薬物の胃腸への刺激を減らす目的で処方されるので、目的をみておく。また、プロマックは、亜鉛含量が多く、亜鉛不足による味覚障害や嗅覚障害、創傷治癒に応用されることがある。

(9) 輸 液 剤

電解質輸液、高カロリー輸液、アミノ酸輸液、混合輸液などがあるが、フルカリック、ネオパレン、エルネオパ、アミグランド、ビーフリード（総合輸液剤）を除き、ビタミンが含まれていないので注意する。

(10) 経腸栄養剤

成分栄養剤、消化態栄養剤、半消化態栄養剤があり、病態により使い分ける。

（2） 薬物の副作用

薬物は、肝臓で解毒され、腎臓で不要な分を排出するため、酵素（AST、ALT、GGT、LDHなど）、尿素窒素（BUN）、クレアチニン（Cr）を上昇させる種類が極めて多い。ほかにも血糖値、血清コレステロール、尿酸値、体重を上昇させるものから、ヘモグロビン、体重を減少させる種類など数多くある。味覚異常、食欲低下、胃腸障害、脱水、浮腫などの副作用があるものもあるので、必ず症状、検査値を確認する。

（3） 食品と薬物の相互作用

(1) アルコールとの同時服用を禁ずる場合

・催眠鎮静剤……眠気、注意力・集中力・反射運動能力等の低下が増強することがある。
・チアジド系利尿薬、降圧薬……起立性低血圧を増強させる。
・H2ブロッカー……中枢神経障害（頭痛、めまい、知覚減退、四肢のしびれ、錯乱等）。
・糖尿病用薬（スルホニル尿素薬）……大量飲酒により低血糖の危険がある。

(2) 牛乳との同時服用を禁ずる場合

・鉄剤（フェロミア）……牛乳で服用すると吸収低下。
・消化性潰瘍治療剤、健胃消化剤……牛乳（大量）で服用すると高カルシウム血症になることがある。
・テトラサイクリン系の抗生物質、ニューキノロン系の抗菌薬……牛乳と一緒に飲むと牛乳の中のカルシウムや鉄と反応して吸収されなくなり、効果が現れにくくなる。

(3) 納豆との同時服用を禁ずる場合

・抗凝固剤（ワルファリン）……抗凝固作用を減弱。
(注) 青汁や健康補助食品のクロレラなどには、ワルファリンの作用を弱めるビタミンKを多く含むので控える。なお、ブロッコリー、ほうれん草などの緑黄色野菜は日常使用量程度は問題ない。

(4) グレープフルーツジュースとの同時服用を禁ずる場合

・降圧薬であるCa桔抗剤……同時服用で、血中の薬物濃度が上昇し、効き過ぎたり頭痛やふらつきなどの副作用が出ることが報告されている。

(5) そ の 他

・その他には、鼻炎に使われるフェニルプロパノールアミンとチーズやワインとの相互作用、結核治療薬のイソニアジドと魚の干物の相互作用、抗てんかん薬のフェニトインと味の素の相互作用など、いろいろな関係が知られている。

表5-3　輸　　液

①開始液（1号液）：脱水症および病態不明時，または手術前後の体液量の欠乏に対して，水分・電解質の補給を目的に使用する

製品名	会社名	容量(ml)	糖質	W/V%	Na+	K+	Ca2+	Cl-	Lactate-	pH	浸透圧比(約)	熱量(kcal/l)
ソルデム1 / ソリタ-T1号	テルモ / 陽進堂	200,500 / 200,500	Glu	2.6	90	—	—	70	20	4.5~7.0 / 3.5~6.5	1	104
デノサリン1 / KN補液1A	テルモ / 大塚製薬工場	200,500 / 200,500	Glu	2.5	77	—	—	77	—	3.5~6.0 / 4.0~7.5	1	100

②脱水補給液（2号液）：脱水症および手術前後の水分・電解質の補給・補正を目的に使用する

製品名	会社名	容量(ml)	糖質	W/V%	Na+	K+	Mg2+	Cl-	Lactate-	P(mM)	pH	浸透圧比(約)	熱量(kcal/l)
ソルデム2 / KN補液2B	テルモ / 大塚製薬工場	200,500 / 500	Glu	1.45	77.5	30	—	59	48.5	—	4.5~7.0 / 4.0~7.5	1	58
KN補液2A	大塚製薬工場	500	Glu	2.35	60	25	2	49	25	6.5	4.5~7.0	1	94
ソリタ-T2号	陽進堂	200,500	Glu	3.2	84	20	—	66	20	10	3.5~6.5	1	128

③維持液（3号液）：尿中排泄や生理的不感蒸泄により，水分・電解質が喪失し，経口摂取が不能または不十分な場合に，水分・電解質の補給・維持を目的に使用する

製品名	会社名	容量(ml)	糖質	W/V%	Na+	K+	Mg2+	Cl-	Lactate-	P(mM)	pH	浸透圧比(約)	熱量(kcal/l)
ソルデム3 / KN補液3B	テルモ / 大塚製薬工場	200,500 / 200,500	Glu	2.7	50	20	—	50	20	—	4.5~7.0 / 4.0~7.5	0.9 / 1	108
フルクトラクト注	大塚製薬工場	200,500	Fru	2.7	50	20	—	50	20	—	4.0~7.5	1	108
ソルデム3A / ソリタ-T3号	テルモ / 陽進堂	200,500,1000 / 200,500	Glu	4.3	35	20	—	35	20	—	5.0~6.5 / 3.5~6.5	1	172
ソルデム3AG* / ソリタ-T3号G	テルモ / 陽進堂	200,500 / 200,500	Glu	7.5	35	20	—	35	20	—	5.0~6.5 / 3.5~6.5	2	300
フィジオゾール・3号 / フィジオ35	大塚製薬工場 / 大塚製薬工場	500 / 250,500	Glu	10	35	20	3	38 / 28	20 / Acetate 20	— / 10	4.0~5.2 / 4.7~5.3	2~3	400
KN補液MG3号	大塚製薬工場	200,500	Glu	10	50	20	—	50	20	—	3.5~7.0	3	400
ソルデム4 / KN補液3A	テルモ / 大塚製薬工場	200,500 / 500	Glu	2.7	60	10	—	50	20	—	4.5~7.0 / 4.0~7.5	0.9 / 1	108
リプラス・3号	扶桑	200,500	Glu	5	40	20	—	40	20	—	4.5~5.5	1.4~1.5	200
ソルマルト* / アクチット注 / アルトフェッド注射液	テルモ / 興和創薬 / 扶桑	200,500 / 200,500 / 200,500	Mal	5	45	17	5	37	Acetate 20	10	4.3~6.3 / 4.3~6.3 / 4.5~6.0	1 / 1 / 0.9~1.0	200
ヴィーン3G注	興和創薬	200,500	Glu	5	45	17	5	37	Acetate 20	10	4.3~6.3	1.5	200
キリットミンB	大塚製薬工場	200,500	Xyl	5	45	25	5	45	Acetate 20	10	5.0~7.5	2	200
ソルデム3PG* / 10%EL-3号	テルモ / 陽進堂	200,500 / 500	Glu	10	40	35	—	40	20	8	4.0~6.0	3	400
EL-3号	陽進堂	500	Glu	5	40	35	—	40	20	8	4.0~6.0	2	200

＊上記の目的のほかに，エネルギー補給も目的とされている。

④術後回復液（4号液）：手術後尿量が不十分な場合およびカリウム貯留の可能性のある場合に，水分・電解質の補給を目的に使用する

製品名	会社名	容量(ml)	糖質	W/V%	Na+	K+	Ca2+	Cl-	Lactate-	HPO_4^{2-}	pH	浸透圧比(約)	熱量(kcal/l)
ソルデム5 / KN補液4B	テルモ / 大塚製薬工場	200,500 / 500	Glu	3.75	30	8	—	28	10	—	4.5~7.0 / 4.0~7.5	0.9 / 1	150
ソルデム6 / KN補液4A	テルモ / 大塚製薬工場	200,500 / 500	Glu	4	30	—	—	20	10	—	4.5~7.0 / 4.0~7.5	0.9 / 1	160
ソリタ-T4号 / ユエキンリハピー	陽進堂 / 光	200,500	Glu	4.3	30	—	—	20	10	—	3.5~6.5 / 5.0~7.0	1	172

⑤細胞外液補充液：手術・外傷・火傷等で，大量の血漿や体液が喪失された場合に細胞外液の補給・補正，および代謝性アシドーシスの補正を目的に使用する

製品名	会社名	容量 (ml)	糖		電解質 (mEq/l)					pH	浸透圧比 (約)	熱量 (kcal/l)
			糖質	%	Na⁺	K⁺	Ca²⁺	Cl⁻	Lactate⁻			
ソルラクト	テルモ	250, 500, 1000			131		3	110	28	6.0〜7.5	0.9	
ラクテック注	大塚製薬工場	250, 500, 1000			130		3	109	28	6.0〜8.5	0.9	
ラクトリンゲル液"フソー"	扶桑	200, 500, 1000			130.4		2.7	109.4	27.7	6.0〜7.5	0.8〜1.0	
ハルトマン液「コバヤシ」	アイロム	500	—	—	130	4	3	109	28	6.0〜7.5	0.7〜1.1	—
乳酸リンゲル	光	500			130		3	109	28	6.0〜7.5	1	
カーミラクト	川澄	200, 500			130		3	109	28	6.0〜7.5	0.9	
ニソリ	マイラン	500			130		3	109	28	6.5〜7.5	0.5〜1.4	
ソルアセトF	テルモ	500, 1000			131					6.5〜7.5	0.9	
ヴィーンF注	興和創薬	500, 1000	—	—	130	4	3	109	Ace 28	6.0〜7.5	1	—
ソリューゲンF注	アイロム	300, 500			130					6.5〜7.5	0.8〜1.0	
ビガネイト	大塚製薬工場	500, 1000	—	—	130	4	2	109	HCO₃ 28	6.8〜7.8	0.9	—
ビカーボン注*¹	陽進堂	500	—	—	135	4	3	113	HCO₃ 25	6.8〜7.8	0.9〜1.0	—
ソルラクトD	テルモ	250, 500	Glu	5	131	4	3	110	28	4.5〜7.0	2	200
ラクテックD注	大塚製薬工場	500			130			109		3.5〜6.5	2	
ソルアセトD	テルモ	250, 500			131					4.0〜6.5	2	
ヴィーンD注	興和創薬	200, 500			130					4.0〜6.5	2	
ソリューゲンG注	アイロム	300, 500	Glu	5	130	4	3	109	Ace 28	4.0〜6.5	1.8〜2.1	200
ペロール注	マイラン	300, 500			130					4.0〜6.5	1.8〜2.1	
リナセート	陽進堂	500			130					4.5〜6.0	2	
アセテートD	川澄	300, 500			130					4.0〜6.5	2	
ソルラクトS	テルモ	250, 500			131		3	110	28	6.0〜7.5	2	
ラクテックG注	大塚製薬工場	250, 500, 1000			130		3	109	28	6.0〜8.5	2	
ラクトリンゲルS注「フソー」	扶桑	200, 500	Sor	5	130.4	4	2.7	109.4	27.7	5.5〜6.5	1.8〜2.0	200
ハルトマンS注「小林」	アイロム	300, 500			130		3	109	28	5.0〜7.5	1.7〜2.1	
カーミラクトS	川澄	200, 500			130		3	109	28	6.0〜7.5	1.9	
ニソリ・S注	マイラン	500			130		3	109	28	5.0〜7.5	1.5〜2.4	
ソルラクトTMR	テルモ	250, 500			131		3	110	28	3.5〜6.5	1	
ボタコールR	大塚製薬工場	250, 500			130		3	109	28	3.5〜6.5	1.5	
ラクトリンゲルM注「フソー」	扶桑	200, 500			130.4		2.7	109.4	27.7	4.5〜6.0	1.4〜1.5	
エスロン	アイロム	300, 500	Mal	5	130	4	3	109	28	3.5〜6.5	1.35〜1.65	200
マレントール注射液	日本製薬	250, 500			130		3	109	28	4.0〜6.0	1.4〜1.6	
ヒシラックM液	ニプロP	250, 500			130		3	109	28	4.0〜6.0	1.3〜1.5	
乳酸リンゲルHM注	光	500			130		3	109	28	4.5〜6.0	1.5	
ニソリM注	マイラン	250, 500			130		3	109	28	3.5〜6.5	1.4〜1.5	
フィジオ70	大塚製薬工場	250, 500	Glu	2.5	70	4	3	52	Ace 25	4.7〜5.3	1	100
フィジオ140*²	大塚製薬工場	250, 500	Glu	1	140	4	3	115	Ace 25	5.9〜6.2	1	40

＊1：ほかに Mg²⁺1mEq/l，Cit³ 5mEq/l を含む．
＊2：ほかに Mg²⁺2mEq/l，Gluco 3mEq/l，Cit³ 6mEq/l を含む．

⑥糖質輸液：水分・エネルギー補給を目的とし，糖質としては，ブドウ糖，ソルビトール，果糖，マルトース，キシリトールがある

	会社名	容量 (ml)	糖濃度 (%)	糖質 (g/100ml)	熱量 (kcal/100ml)
5% ブドウ糖	テルモ 大塚製薬工場 扶桑 ニプロ	100, 250, 500 20, 50, 100 20, 100, 200, 250, 500, 1000 20*	5	5	20
50% ブドウ糖	テルモ 大塚製薬工場	20*, 200, 500 20, 200, 500	50	50	200
70% ブドウ糖	テルモ 大塚製薬工場	350 350	70	70	280

＊プレフィルドシリンジタイプ

⑦アミノ酸・ビタミンB₁加総合電解質液

製品名	会社名	容量(ml)	糖		電解質（mEq/l）										総遊離アミノ酸(g/l)	総窒素(g/100ml)	pH(約)	浸透圧比(約)	N(g/l)	NPC/N	非タンパク熱量(kcal/l)	総熱量(kcal/l)
			糖質	%	Na⁺	K⁺	Mg²⁺	Ca²⁺	Cl⁻	SO₄²⁻	Ace⁻	Lac⁻	P(mmol)	Zn(μmol)								
アミグランド*¹ 点滴静注用	テルモ 田辺三菱	500	Glu	7.5	35	20	5	5	35.2	5	19	20	10	4.8	3	0.47	6.7	3	4.7	64	300	420
パレセーフ*¹ 点滴静注用	陽進堂	500	Glu	7.5	35	20	5	5	35.2	5	19	20	10	4.8	3	0.47	6.7	3	4.7	64	300	420
ビーフリード*² 点滴静注用	大塚製薬工場	500 1000	Glu	7.5	35	20	5	5	35	5	16	20	10	5	3	0.47	6.7	3	4.7	64	300	420

＊1：ほかに Gluco⁻ 5mEq/L を含む。

＊2：ほかに Citrate³⁻ 6mEq/L を含む。

⑧高カロリー輸液用キット製品（総合ビタミン・糖・アミノ酸・電解質液）－1

製品名	会社名	容量(ml)	糖		電解質（mEq/袋）											総遊離アミノ酸(g/袋)	pH	浸透圧比(約)	N(g/袋)	NPC/N	非タンパク熱量(kcal/袋)	総熱量(kcal/袋)	総合ビタミン
			糖質	g/袋	Na⁺	K⁺	Mg²⁺	Ca²⁺	Cl⁻	Ace⁻	L-Lac⁻	Gluco⁻	P(mg)	Zn(μmol)									
フルカリック1号	テルモ・田辺三菱	903*¹		120											20	4.5〜5.5	4	3.12	154	480	560	13種
フルカリック2号		1003*²	Glu	175	50	30	10	8.5	49	11.9	30	8.5	250	20	30	4.8〜5.8	5	4.68	150	700	820	
フルカリック3号		1103		250											40	4.9〜5.9	6	6.24	160	1000	1160	

＊1：ほかに1806mlがある。

＊2：ほかに2006mlがある。

製品名	会社名	容量(ml)	糖		電解質（mEq/袋）											総遊離アミノ酸(g/袋)	pH(約)	浸透圧比(約)	N(g/袋)	NPC/N	非タンパク熱量(kcal/袋)	総熱量(kcal/袋)	総合ビタミン
			糖質	g/袋	Na⁺	K⁺	Mg²⁺	Ca²⁺	Cl⁻	Ace⁻	L-Lac⁻	Gluco⁻	P(mmol)	Zn(μmol)									
ネオパレン1号*¹	大塚製薬工場	1000	Glu	120	50	22	4	4	36	—	—	—	5		20	6.8	4	3.14	153	480	560	13種
ネオパレン2号*²		1000		175	50	27	5	5	50	51	—	—	6	20	30	6.7	5	4.71	149	700	820	

＊1：ほかに SO₄²⁻ 4mEq/L，Cit³⁻ 4mEq/L を含む。

＊2：ほかに SO₄²⁻ 5mEq/L，Cit³⁻ 5mEq/L を含む。

⑨高カロリー輸液用キット製品（糖・電解質・アミノ酸製剤）－2：高カロリー輸液の調製を容易にしたキット製品

製品名	会社名	容量(ml)	糖		電解質（mEq/袋）													総遊離アミノ酸(g/袋)	pH(約)	浸透圧比(約)	非タンパク熱量(kcal/袋)	総熱量(kcal/袋)
			糖質	g/袋	Na⁺	K⁺	Mg²⁺	Ca²⁺	Cl⁻	SO₄²⁻	Ace⁻	L-Lac⁻	Gluco⁻	L-Mal¹⁻	P(mmol)	Zn(μmol)						
ピーエヌツイン・1号		1000		120	50						34						20		4	480	560
ピーエヌツイン・2号	陽進堂	1100	Glu	180	50	30	6	8	50	6	40	—	8		8	20	30	5	5	720	840
ピーエヌツイン・3号		1200		250.4	51						46						40		7	1000	1160

⑩高カロリー輸液用キット製品（脂肪乳剤・糖・アミノ酸・電解質液）－3

製品名	会社名	容量(ml)	糖		電解質（mEq/袋）											総遊離アミノ酸(g/袋)	脂肪(W/V%)	pH(約)	浸透圧比(約)	非タンパク熱量(kcal/L)	N(g)	NPC/N	総熱量(kcal/袋)
			糖質	W/V%	Na⁺	K⁺	Mg²⁺	Ca²⁺	Cl⁻	SO₄²⁻	Ace⁻	L-Lac⁻	Gluco⁻	Mal⁻	P(mg)	Zn(μmol)								
ミキシッドL	大塚製薬工場	900	Glu	110	35	27	5	8.5	44 40.5	5	25		8.5		150	10	30	15.6	6	4	64.4	4.61	126	700
ミキシッドH		900		150											200			19.8		5	86.7		169	900

⑪高カロリー輸液用基本液：高カロリー輸液（中心静脈栄養）療法に用いる基本液（糖・電解質）で，高濃度アミノ酸注射液を混合して用いる

製品名	会社名	容量(ml)	糖		電解質（mEq/l）											pH	浸透圧比(約)	熱量(kcal)
			糖質	%	Na⁺	K⁺	Mg²⁺	Ca²⁺	Cl⁻	SO₄²⁻	Ace⁻	Lac⁻	Gluco⁻	P(mmol)	Zn(μmol)			
ハイカリックRF	テルモ	500*	Glu	250	25	—	3	3	15	—	—	15	3	—	10	4.0〜5.0	11	1000

＊：ほかに250ml，1000mlがある。

⑫脂肪乳剤：生理的な浸透圧をもち，末梢静脈のみならず中心静脈からのカロリー補給が可能で，また必須脂肪酸の補給，術前・術後および種々の
病態下における栄養補給として用いる

製品名	会社名	容量（ml）	濃度（%）	成分（W/V%）			浸透圧比（約）	熱量（約）（kcal/l）
				精製ダイズ油	精製卵黄レシチン	濃グリセリン		
イントラリビッド10%	テルモ	100	10	10.0	1.2	2.25	1	1100
イントラリビッド20%	テルモ	100, 250	20	20.0	1.2	2.25	1	2000
イントラファット注10%	日本製薬	200	10	10.0	1.2	2.5	1	1100
イントラファット注20%	日本製薬	100, 250	20	20.0	1.2	2.25	1	2000
イントラリポス10%	大塚製薬工場	250	10	10.0	1.2	2.2	1	1100
イントラリポス20%	大塚製薬工場	50, 100, 250	20	20.0	1.2	2.2	1	2000

⑬総合ビタミン製剤：米国医学会の非経口用総合ビタミン剤に関するガイドラインなどに準じ，高カロリー輸液（中心静脈栄養）療法施行時のビタ
ミン類の維持・改善を目的に使用する

製品名	会社名	脂溶性ビタミン				水溶性ビタミン									性状	保存方法
		A（IU）	D₂（IU）	E（mg）	K（mg）	塩酸チアミン（mg）	B₂（mg）	塩酸ピリドキシン（mg）	B₁₂（μg）	C（mg）	ニコチン酸アミド（mg）	パテノール（mg）	葉酸（μg）	ビオチン（μg）		
M.V.I.注「アイロム」	アイロム	10000	1000	5	—	50	10	15	—	500	100	25	—	—	水性注射液	冷所保存凍結さける

⑭微量元素製剤：高カロリー輸液（中心静脈栄養）療法施行時に，微量元素の補給を目的に使用する

製品名	会社名	容量（ml）	元素（μmol）				
			Fe	Mn	Zn	Cu	I
エレジェクト エレメンミック注キット ミネラリン注シリンジ ボルビックス注	テルモ 陽進堂 日本製薬 富士薬品	2	35	1	60	5	1

⑮アミノ酸製剤

区分	製品名	容量（ml）	会社名	電解質（mEq/l）			糖質（g/l）	総遊離アミノ酸（g/l）	窒素量（g/l）	E/N比	BCAA含量（W/W%）	熱量（kcal/l）	pH	浸透圧比（約）
				Na⁺（約）	Cl⁻（約）	Ace⁻（約）								
総合アミノ酸製剤	アミバレン輸液	200, 300, 400	大塚製薬工場	2	—	120	—	100	15.7	1.44	30.0	400	約6.9	3
	プロテアミン12（12X）	200	テルモ	150	150	—	（×50）	113.62	18.15	0.88	21.3	454（654）	5.7～6.7	5（6）
腎不全用アミノ酸注射液	キドミン輸液	200, 300	大塚製薬工場	2	—	45	—	72.05	10	2.6	45.8	288	約7	2
	ネオアミユー	200	陽進堂	2	—	47	—	59	8.1	3.21	42	236	6.6～7.6	2
肝性脳症改善アミノ酸注射液	アミノレバン点滴静注	200, 500	大塚製薬工場	14	94	—	—	79.86	12.2	37.05（Fischer比）	35.5	319	約5.9	3
	モリヘパミン点滴静注	200, 300, 500	陽進堂	3	—	100	—	74.7	13.18	54.13（Fischer比）	36.9	299	6.6～7.6	3

Glu：グルコース，Fru：フルクトース，Mal：マルトース，Xyl：キシリトール

浸透圧比：生理食塩液に対する比

表 5－4　経腸栄養剤

区　分	医薬品							
	成分栄養剤	消化態栄養剤	半消化態栄養剤	半消化態栄養剤	半消化態栄養剤	半消化態栄養剤	半消化態栄養剤	消化態栄養剤
製品名	エレンタール	エレンタールP	エンシュア・リキッド	エンシュア‐H	ラコール	エネーボ	アミノレバンEN	ヘパンED
特　徴	低脂肪		1 ml = 1 kcal		1 ml = 1 kcal		肝不全用経腸栄養剤, 高BCAA含量	肝不全用経腸栄養剤, 高BCAA含量
販売会社	味の素ファルマ	味の素ファルマ	アボット	アボット	イーエヌ大塚製薬	アボット	大塚製薬	味の素ファルマ
主原料	結晶アミノ酸, デキストリン, 大豆油		カゼイン, 分離大豆たんぱく, とうもろこし油, デキストリン, 精製白糖		マルトデキストリン, 分離大豆たんぱく, 精製白糖, トリカプリリン, 大豆油, シソ油, ミネラル, ビタミン		アミノ酸, カゼイン, 米油, デキストリン	結晶アミノ酸, デキストリン, 大豆油
100kcal あたりの ml	26.7 (g)	25.6 (g)	100	66.6	100	83	23.8 (g)	25.8 (g)
たんぱく質　g	4.4	3.1 (アミノ酸)	3.5	3.5	4.4	5.4	6.4	3.6
脂　質　g	0.17	0.9	3.5	3.5	2.2	3.8	1.7	0.9
炭水化物　g	21.1		13.7		15.6		14.8	19.9
糖　質　g	21.1	19.9	13.7	13.7	15.6	15.8	14.8	19.9
乳　糖　g	(添加)		―		―		―	―
食物繊維　g	―		―		―		―	―
オリゴ糖　g	―		―		―	0.7	―	―
水　分　g	―		85.2		約85		―	―
ビタミン A　µgRE	64.8	346 (IU)	250 (IU)	250 (IU)	207 (IU)	76 (IU)	222 (IU)	60.6
E　mg	1.0	1.61	3	3.0	0.65	4.4	4.0	5.4
D　µg	0.4	2.73	20	0.5	13.6	1.1	22 (IU)	1.23
K　µg	3.0	4.62	7	7.0	62.5	11.6	2.6	14.19
B₁　mg	0.06	0.09	0.15	0.15	0.38	0.32	0.05	0.29
B₂　mg	0.07	0.11	0.17	0.17	0.25	0.32	0.07	0.31
ナイアシン　mgNE	0.74		2		2.5	1.8	0.7	1.06
B₆　mg	0.09	0.12	0.2	0.2	0.4	0.31	0.1	0.22
葉　酸　µg	10	0.02 (mg)	20	0.02 (mg)	38	27	2.4	40
B₁₂　µg	0.23	0.38	0.6	0.6	0.32	0.35	0.2	0.71
ビオチン　µg	13	21.03	15.2	15.2	3.86	5.2	11.9	12.6
パントテン酸　mg	0.37	0.58	0.5	0.5	0.96	1.0	0.52	0.53
C　mg	2.6	9.18	15	15.2	28	25.2	0.3	7.55
ミネラル Na　mg	86.7	92.8	80	80	73.8	90	20	59.3
Cl　mg	172.3	164.9	136	136	117	100	104	121.6
K　mg	72.5	158.7	148	149	138	120	84	70.3
Mg　mg	13.3	14	20	20	44	21	10	12.9
Ca　mg	52.5	109.2	52	53	44	120	28	79
P　mg	40.5	84.4	52	53	44	100	40	61
Fe　mg	0.6	1.6	0.9	0.9	0.625	1.8	0.6	0.34
Mn　mg	0.1	159 (µg)	0.2	200 (µg)	0.13	0.6	0.09	92.9
Cu　mg	0.067	113 (µg)	0.1	101 (µg)	0.125	0.19	0.06	0.067
Zn　mg	0.6	0.9	1.5	1.5	0.64	1.8	0.41	1.16
Se　µg					2.5	8		0
浸透圧　mOsm/l	760	375 (mOsm/kg)	360	約700	400	約350	640	633
1パックの容量	80g	40g・80g	250ml・500ml	250ml 缶	200ml	250ml	50g	80g
容　器	アルミ袋・粉末	袋・粉末	250ml：缶 500ml：バッグ	缶・液状	スタンディングパウチ	缶・液状	アルミ袋・粉末	アルミ袋・粉末

区分	食品（総合栄養食品）									
	半消化態流動食	半消化態栄養剤	半消化態栄養剤	半消化態栄養剤	半消化態流動食	半消化態栄養剤	半消化態栄養剤	半消化態流動食	半消化態栄養剤	半消化態栄養剤
製品名	イムンα	インパクト	ジェビティー-Ex	MA-8	F₂α	ライフロン-6	アイソカルプラス	テルミールミニ	テルミール2.0α	CZ2.0
特徴		侵襲時用, 1 ml = 1 kcal	低浸透圧, 1 ml = 1 kcal	低浸透圧, 1 ml = 1 kcal		1 ml = 1 kcal	1 ml = 1.5kcal		1 ml = 2.0kcal	
販売会社	テルモ	味の素ファルマ	アボット	クリニコ	久光製薬	日清キョーリン製薬	ノバルティス	テルモ	テルモ	クリニコ
主原料	小麦たんぱく質加水分解物, カゼインNa, カゼインMg, カゼインCa, MCT, なたね油, ひまわり油, イワシ・ニシン油, 大豆油, マルトデキストリン, 大豆ふすま, オリゴフルクトース	デキストリン, 砂糖, EPA含有精製魚油, MCT, とうもろこし油, 酵母核酸, 酵母昆布エキス, カゼインNa, L－アルギニン	デキストリン, カゼインNa, なたね油, ひまわり油, コーン油, MCT, フラクトオリゴ糖, 食物繊維, ビタミン類, ミネラル類	デキストリン, 乳たんぱく, 植物油, MCT, ショ糖, セルロース, 乳化剤, pH調整剤, 塩化マグネシウム, タウリン	マルトデキストリン, 加工脱脂粉乳, 砂糖, 大豆油, MCT, ショ糖, グァーガム分解物, 結晶セルロース, カゼインNa, イソマルトオリゴ糖, 大豆たんぱく	マルトデキストリン, 乳たんぱく, 植物油（大豆由来）, ショ糖, 食物繊維, フルクトオリゴ糖, 小麦胚芽抽出物, 乾燥酵母, DHA含有精製魚油, メカブ抽出物, 食塩, カゼインNa（乳由来）, クエン酸Na, リン酸Na, リン酸K, 塩化K, ビタミン	マルトデキストリン, カゼインNa, ショ糖, カゼインCa, 大豆油, カラギナン, MCT	デキストリン, 大豆油, カゼインNa, 乳たんぱく, 乳化剤, 食塩, 塩化K, 香料, セルロース, ビタミン, 安定剤（カラギナン）, pH調整剤, クエン酸鉄	デキストリン, 乳たんぱく, カゼインNa, 植物油, 乳化剤, セルロース, 酵母, 香料, 安定剤, ビタミン	
100kcal あたりの ml	80	100	100	100	100	100	66.7	62.5	50	50
たんぱく質 g	5.2	5.6	4.0	4.0	5.0	5.0	3.75	3.7	3.6	3.7
脂質 g	3	2.8	3.3	3.0	2.2	2.8	4.6	3.8	3.8	2.8
炭水化物 g	14	13.4	14.3	14.7	16	14.3	11.2	13	13	15.8
糖質 g			13.2	14.3		13.8	10.6			14.8
乳糖 g			−							
食物繊維 g	0.5	−	1.1	0.4	2.0	0.5	0.6			1.0
オリゴ糖 g	0.2		0.7	−	0.4	0.5				
水分 g		84.5	84.4	85		85	51.1		35	35
ビタミン A μgRE	204 (IU)	44	20	66	250 (IU)	56.4	65	210 (IU)	50	75
ビタミン E mg	4	0.67	2.0	1.0	3	3.42	0.7	3	1.05	1.2
ビタミン D μg	27 (IU)	0.15	0.8	0.4	20 (IU)	0.47	0.67	17 (IU)	8	0.5
ビタミン K μg	10	3.7	25	6.0	8	4.1	7.5	7	2	7
ビタミン B₁ mg	0.28	0.07	0.19	0.1	0.21	0.28	0.16	0.18	0.09	0.15
ビタミン B₂ mg	0.32	0.07	0.22	0.11	0.24	0.32	0.193	0.20	0.1	0.18
ナイアシン mgNE	3.0 (mg)	1.0	2.0	2.3	2.3 (mg)	2.7	2.7	1.9 (mg)	1.4	2.8
ビタミン B₆ mg	0.67	0.1	0.25	0.16	0.5	0.38	0.2	0.42	0.13	0.30
葉酸 μg	67	13.3	20	32	50	50	24	42	16.8	30
ビタミン B₁₂ μg	2.0	0.2	0.4	0.24	1.5	1.13	0.24	1.3	0.2	0.30
ビオチン μg		−	4	[0]		10	4.5			4
パントテン酸 mg	1.2	0.33	0.8	0.8	0.9	1.88	0.867	0.8	0.43	1.0
ビタミン C mg	40	9.5	15	8.0	30	25	20	25	15	10
ミネラル Na mg	96	110	110	75	100	130	176.7	50	50	50
ミネラル Cl mg	60	120	122	110	63	150	93.3	63	50	50
ミネラル K mg	104	133	130	95	110	130	123	50	50	53
ミネラル Mg mg	28	20	10	20	30	35	31	10	18.8	25
ミネラル Ca mg	56	47	92	60	90	70	75	45	38	50
ミネラル P mg	70	53	65	60	70	75	66.7	45	50	50
ミネラル Fe mg	1.2	1	1.4	0.8	1.2	1.2	1.0	0.9	0.75	0.9
ミネラル Mn mg	0.4	270	9	[0.01]	0.4	0.4	0.4	0.4	0.15	0.15
ミネラル Cu mg	0.10	0.12	0.15	[0.01]	0.09	0.08	0.1	0.07	0.06	0.09
ミネラル Zn mg	1.2	0.67	1.1	[0.1]	1.0	1.5	1.0	0.9	0.7	1.0
ミネラル Se μg	7	3.3	15	[1]	6	6	3.0	5	3.5	4
浸透圧 mOsm/l	380	390	249	240	370	360	402	450	450	670
1パックの容量	200ml	250ml	500ml	200ml／1,000ml	200ml／1,000ml	200ml	200ml／1,000ml	200ml	200ml	200ml／1,000ml
容器	無菌紙容器	スタンディングパウチ	プラスチックボトル	アセプティック・ブリックパック（紙）	無菌紙容器	紙パック	紙パック	無菌紙容器	紙パック	アセプティック・ブリックパック（紙）

区分	食品（総合栄養食品）						
	半消化態栄養剤	半消化態栄養剤	半消化態栄養剤	半消化態流動食	半消化態栄養剤	半消化態流動食	半消化態流動食
製品名	Inslow	グルセルナ-REx	プルモケア-Ex	レナウエル3	レナウェルA	テルミールPGソフト	F2ショット
特徴	糖質調整流動食，糖尿病用	糖尿病用，低糖質	高脂肪，低糖質，COPD	腎疾患用	腎疾患用	半固形タイプ	半固形タイプ
販売会社	明治乳業	アボット	アボット	テルモ	テルモ	テルモ	テルモ
主原料	パラチノース，乳たんぱく，食用油脂（ヒマワリ油，しそ油），可溶性多糖類，食物繊維，乳リン脂質抽出物，食塩，シャンピニオンエキス（マッシュルーム抽出物），食用酵母，キシリトール，植物レシチン（大豆由来），香料，pH調整剤，ビタミン，ミネラル	カゼインNa，ひまわり油，大豆油，大豆レシチン，デキストリン，果糖，大豆多糖類，pH調整剤，香料	ショ糖，植物油，デキストリン，カゼインNa，植物レシチン，塩化Mg，クエン酸K，ジェランガムニコチン酸アミド，MCT，ココナッツ	デキストリン，植物油，難消化性デキストリン，乳清たんぱく，カゼインNa，乳化剤，セルロース，香料，ビタミン，pH調整剤，安定剤（カラギナン），クエン酸鉄	デキストリン，植物油，難消化性デキストリン，カゼインNa，トレハロース，セルロース，カラギナン，乳化剤，pH調整剤，香料	デキストリン，砂糖，乳清たんぱく，植物油，食塩，寒天，酵母，コンブ抽出物，pH調整剤，グルコン酸Ca，安定剤（ペクチン），リン酸Na，塩化Mg，乳化剤，塩化K，香料，ビタミン，グルコン酸亜鉛，クエン酸鉄	デキストリン，乳清たんぱく（乳製品），植物油，大豆ふすま
100kcalあたりのml	100	100	66.7	62.5	62.5	66.7	100
たんぱく質　g	5.0	4.2	4.2	1.5	0.38	4.0	4.0
脂質　g	3.3	5.6	6.1	4.5	4.50	2.2	2.2
炭水化物　g	13.9	9.4	7.0	15.0	16.2	16.1	16.8
糖質　g	12.4	8.0	7.0		14.7		
乳糖　g	−	−	−				
食物繊維　g	1.5	1.4	−	1.5	1.5	0.4	1.5
オリゴ糖　g	−	−	−	−			
水分　g	84.2	85	52.5		47		
ビタミン A　μgRE	75	106	106	50（IU）	15	283（IU）	250（IU）
E　mg	8.0	2.2	3.8	3	3	0.9	3
D　μg	0.75	0.8	0.7	2.5（IU）	0.06	20（IU）	20（IU）
K　μg	1.0	3.0	3.3	4.8		7.5	7.5
B₁　mg	0.6	0.16	0.3	0.25	0.25	0.39	0.21
B₂　mg	0.5	0.18	0.3	0.34	0.34	0.21	0.24
ナイアシン　mgNE	1.6	2.1	3.1	4.0（mg）	4.0	2.1（mg）	2.25（mg）
B₆　mg	0.3	0.22	0.28	0.50	0.5	0.5	0.50
葉酸　μg	50	40	56	50	50	50	50
B₁₂　μg	0.9	0.63	0.84	1.3	1.25	1.5	2.0
ビオチン　μg	0.29	4.4	4.3				
パントテン酸　mg	1.0	0.8	1.4	1.8	1.8	0.9	0.9
C　mg	40	21	21.3	15	15	15	15
ミネラル Na　mg	70	93	87	30	30	136	136
Cl　mg	60	144	100	7.5	7.5	150	150
K　mg	80	156	116	10	10	129	129
Mg　mg	25	27	24	1.5	1.5	35	35
Ca　mg	80	70	64	5.0	5	60	60
P　mg	80	70	64	10	10	75	75
Fe　mg	1.0	1.4	1.4	1.3	1.25	1	1
Mn　mg	0.01			0.006	0.005	0.4	0.4
Cu　mg	0.02	0.140	0.139	0.002	0.001	0.1	0.1
Zn　mg	0.8	1.2	1.1	0.03	0.025	1	1.0
Se　μg	2.8	1.6	2.0	−	−	6	6
浸透圧　mOsm/l	500	316	384	340	390	−	−
1パックの容量	250ml	250ml	240ml	125ml	125ml	200ml/267ml	200ml/300ml
容器	缶	缶	缶	無菌紙容器	紙パック	スパウト付容器	スパウト付容器

表5-5 栄養評価のための各種指標

	基　準　値	備　　　　　考

①主にたんぱく代謝の指標となるもの

	基準値	備考
クレアチニン・身長係数 CHI		骨格筋たんぱく量 CHI（%）＝24 時間 Cre 排泄量÷標準 Cre 排泄量×100 標準 Cre 排泄量＝理想体重×Cre 係数（男：23, 女：18(mg/kg)） 上腕筋囲より敏感かつ定量的に体たんぱく質, 特に骨格筋たんぱく質量を反映
窒 素 出 納 NB :		たんぱく合成と崩壊の差し引きを示す。 N-balance（g/day）＝たんぱく摂取量÷6.25－（尿中窒素排泄量＋4）
3-メチルヒスチジン 3-Mehis		筋たんぱく崩壊量を観察 骨格筋量の多い男性や若年者では高値で, 女性や高齢者では低値を示す
総たんぱく TP	6.5～8.2g/dl	長期栄養障害の静的動態を示すが, アルブミンとグロブリンの総和をみるので栄養指標には利用しにくい 内臓たんぱく合成能を観察
血清アルブミン Alb	3.8～5.0g/dl	生物学的半減期 2～3 週間 中期栄養障害の静的動態を示す 3.5g/dl 以下は栄養状態の低下を示す 肝硬変, ネフローゼ症候群, リウマチ, 感染症では低値となり, 脱水では高めになる

RTP（rapid turnover protein）

	基準値	備考
トランスサイレチン（プレアルブミン）TTR	20～40mg/dl	生物学的半減期 3～4 日 たんぱく合成能を示す。動的指標として用いられる
トランスフェリン Tf : transferrin	200～400mg/dl	生物学的半減期 8 日 たんぱく合成能を示す。動的指標として用いられる フェリチンが低くなる疾患では低値を示す
レチノール結合たんぱく RBP	3～7mg/dl	生物学的半減期 12～16 時間 たんぱく合成能を示す。動的指標として用いられる ビタミン A 不足では低値となる

②主に免疫能の指標となるもの

	基準値	備考
総リンパ球数 TLC	1,500～4,000/μl	細胞性免疫機能の指標
免疫グロブリン	IgG（868～1,780mg/dl）, IgA（122～412mg/dl）, IgM（男 28～177mg/dl・女 57～310mg/dl）, IgD（9 mg/dl 以下）, IgE（170IU/ml 以下）	液性免疫能の評価

③血清脂質の検査

	基準値	備考
総コレステロール TC（TCh）	120～219mg/dl	高値：脂質異常症・ネフローゼ・糖尿病・甲状腺機能低下症・肥満症 低値：低栄養・肝硬変・癌・貧血
HDL コレステロール HDL-C	男 31～78mg/dl 女 47～102mg/dl	上昇：高インスリン血症・アルコール・運動 低下：高 TG・喫煙・肥満・運動不足・慢性炎症・糖尿病・慢性腎不全・肝硬変・脳梗塞・甲状腺機能亢進症・n-6 脂肪酸過剰・たんぱく不足・糖質過剰（＞60%）・急激なアルコール制限
トリグリセライド TG	30～150mg/dl	動脈硬化危険因子としては低 HDL の合併が重要 高値：食後・アルコール多量・過食・夕食過食・単糖類二糖類過剰・高血糖・高脂肪食・肥満・飢餓・閉塞性黄疸・肝硬変・尿毒症・痛風・脳血栓症・妊婦
LDL コレステロール LDL-C	60～120mg/dl	高値：脂質異常症（原則として LDL-C で評価する。TC 値は参考値とする） 直接測定法を用いるか, TC－HDL－TG×0.2（Friedewald の式, ただし TG≤400）で算出する

	基　準　値	備　　　　　考

④肝・胆管疾患系検査

	基準値	備考
アスパラギン酸アミノトランスフェラーゼ AST（GOT）	13〜35IU/l	高値：肝臓機能障害・アルコール性肝硬変は値と機能一致しない 　　　肝臓・心臓・骨格筋・腎臓の細胞破壊により高値
アラニンアミノトランスフェラーゼ ALT（GPT）	8〜48IU/l	高値：肝臓機能障害の指標だが ALT と異なり肝臓で特異的
γ−グルタミルトランスペプチダーゼ GGT	男 7〜60IU/l 女 7〜38IU/l	高値：飲酒・肥満・脂肪肝・肝疾患・胆汁うっ帯・長期ステロイド服用 　　　心筋梗塞 軽度高値：慢性膵炎・糖尿病・心筋梗塞
コリンエステラーゼ ChE	172〜457IU/l	低値：低栄養・肝機能障害 高値：脂肪肝・糖尿病・高 TG・肥満・高血圧・ネフローゼ症候群
総ビリルビン T−Bil	0.3〜1.2mg/dl	老化赤血球の破壊で上昇。　　　2：目が黄色　　　3：皮膚黄色 T−Bil×17/γ−GTP＝＞1 では生存率 12%
直接ビリルビン D−Bi	0〜0.2mg/dl	高値：肝障害による黄疸・脂肪肝・肝癌・肝内胆汁うっ帯・閉塞性黄疸・胆管結 　　　石
血中アンモニア NH$_3$	20〜54μg/dl	高値：肝硬変・肝性昏睡・尿毒症・ショック
アルカリフォスファターゼ ALP	86〜252IU/l	高値：GGT 共に高値は胆道疾患，骨疾患，肝疾患，慢性腎不全 ①胆汁流出障害の有無。②骨の新生状態。③肝の機能状態。④胎盤の機能。⑤癌 マーカー
乳酸脱水素酵素 LDH	109〜210IU/l	組織の損傷の指標。高値：心臓疾患 高値：癌（肝酵素の上昇がない場合）・心筋梗塞・骨格筋障害（CK 上昇）・急性 　　　肝炎。　　（注）肝硬変と慢性肝炎での上昇はない

⑤膵臓疾患系検査

	基準値	備考
血清アミラーゼ Amy	32〜104IU/l	高値：膵臓疾患・糖尿病・胆道炎・ショック・外傷後・開腹術後・慢性腎不全・ 　　　肝硬変・慢性肝炎の一部
リパーゼ	50〜190IU/l	膵臓の細胞の壊死・変性時に上昇。組織の破壊・繊維化で低値 高値：膵臓疾患（慢性膵炎の再発時）・開腹術後・肝疾患 低値：膵臓全摘・慢性膵炎末期

⑥腎臓疾患系検査

	基準値	備考
尿素窒素 BUN	7〜19mg/dl	高値：腎症・たんぱく過剰・たんぱく異化・糖尿病性アシドーシス・消化管出血・ 　　　術後・発熱・慢性心不全・脱水（BUN/Cr＞25） 低値：低タンパク高炭水化物食・肝不全・妊娠末期・末端巨大症
クレアチニン Cr	男 0.7〜1.1mg/dl 女 0.5〜0.9mg/dl	Cr＞2 では 1/Cr は腎機能と相関する 筋肉量を反映する（高齢者・長期臥床者では低下）
クレアチニンクリアランス Ccr	男 110±20ml/min 女 100±20ml/min	排泄機能低下。 ＜50：腎機能低下。＜20：重篤な低下。＜10 尿毒症の危険
血清ナトリウム Na	138〜147mEq/l	低値＜135：急性腎不全・慢性腎不全・Na 不足・高血糖・BUN 著増・尿細管ア 　　　シドーシス・水分過剰（重症慢性心不全・非代償性肝硬変） 高値：嘔吐・下痢・多尿（急性不全利尿期）・脳腫瘍・脳外傷
血清カリウム K	3.5〜5.0mEq/l	高値：＞6 は心臓停止の危険。代謝性アシドーシス。脱水・乏尿時（急性腎不全・ 　　　慢性腎不全）・たんぱく質異化亢進（発熱・慢性消耗性疾患）・インスリン 　　　欠乏時の糖尿病・溶血 低値：慢性腎不全・飢餓・長期静脈栄養・下痢・嘔吐・下剤乱用・閉塞
血清リン P	2.8〜4.8mg/dl	高値：慢性腎不全・腎機能 20% 以下で上昇。たんぱく質源過剰・異化亢進 低値：高 Ca 血症・糖尿病性アシドーシス・飢餓・異化・VD 不足
血清カルシウム Ca	8.5〜10.5mg/dl	低値：慢性腎不全・呼吸不全・低 Alb・甲状腺機能低下症 高値：慢性腎不全・呼吸不全症
血清マグネシウム Mg	1.7〜2.6mEq/l	高値：慢性腎不全・甲状腺機能低下症・白血病 低値：呼吸不全症候群・下痢・嘔吐・急性膵炎・アルコール性肝硬変・甲状腺機 　　　能亢進症

	基　準　値	備　　　考
尿　　酸 UA	男 4.0〜7.0mg/d*l* 女 2.5〜5.6mg/d*l*	高値：痛風・腎障害・熱傷・急激な体重減少 低値：アルコール中毒・肝疾患
尿 pH	5.0〜7.5	酸性：代謝性・呼吸性アシドーシス・アルコール中毒 アルカリ性：慢性腎不全・腎盂腎炎・腎尿細管性アシドーシス・尿路感染症・アルカローシス
尿 比 重	1.005〜1.030	高値：ネフローゼ症候群・急性腎不全乏尿期・糖尿病・発熱・脱水 低値：多尿（糖尿病性多尿を除く）・急性腎不全多尿期・腎盂腎炎・腎嚢胞・高カルシウム血症・多量の水分摂取 正誤差補正：たんぱく 1g/d*l* につき 0.003 引いて補正 　　　　　　ブドウ糖 1g/d*l* につき 0.004 引いて補正
尿 潜 血	―	陽性：腎性出血・高血圧・腎結石・下部尿路出血・ヘモグロビン尿 偽陰性：高比重尿・高タンパク尿・アスコルビン酸・赤血球沈殿

⑦糖尿病系検査

	基　準　値	備　　　考
空腹時血糖値 FPG（mg/d*l*）	70〜110mg/d*l*	糖尿病診断基準：FPG が≧126mg/d*l* あるいは 75g ブドウ糖負荷時間値≧200mg/d*l*
グリコヘモグロビン A1c HbA1c	4.6〜6.2%（NGSP 値）	高値：検査前 1〜2 か月間の血糖コントロール不良
1.5-アンヒドロ-D-グルシトール 1.5AG	14 μg/m*l* 以下	低値：検査前 10 日間の高血糖の頻度を反映
血中インスリン IRI	3〜16 μU/m*l*	低値：糖尿病・褐色細胞腫・膵疾患・飢餓・原発性アルドステロン症 高値：肥満・脂肪肝・肝硬変・インスリノーマ・インスリンレセプター異常・末端巨大症・異常インスリン血症
血清 C-ペプチド CPR	1.0〜3.5ng/m*l*	インスリンの前駆物質でインスリン分泌量を現す インスリン抗体が多量存在時や外因性インスリン投与時は CPR でインスリン分泌状態を評価する CPR/IRI：正常は 5〜15 だが，肝障害・異常インスリン血症では 1 に近づく 腎障害があると，血中 CPR が増加する 1 型糖尿病では尿中 CPR<20。2 型糖尿病では基準値以上もある
微量アルブミン尿	<20mg/*l*	高値：糖尿病性腎症。早期発見のマーカーとされている
尿　　糖	定性（−）	若年者・妊産婦・発熱・ストレスで上昇しやすいが高齢者は FPG300mg/d*l* でも出現しないことがある 正常（−）：0〜29mg/d*l*。境界値（±）：30〜100 弱陽性（＋）：100〜250（糖尿病　s/o） 中等度陽性（＋＋）：250〜500（糖尿病・糖尿病腎　s/o） 強陽性（＋＋＋）：500〜1000（糖尿病・糖尿病腎　s/o） 強陽性（＋＋＋＋）：>1000（糖尿病・糖尿病腎　s/o）
ケ ト ン 体	定性（−）	グルコース利用不足による脂質・たんぱく質の崩壊・燃焼の亢進 ①糖尿病患者のケトーシス（空腹時では弱陽性が多い） ②インスリン欠乏状態（糖質摂取後（＋）時はインスリン不足） ③糖尿病患者のエネルギー利用状態を評価 ④嘔吐を繰り返す小児の診断目的 陽性：糖尿病性アシドーシス・飢餓・下痢・嘔吐・脱水時・発熱性疾患・甲状腺機能亢進症・アルカローシス・妊婦 偽陽性：フェニールケトン尿症
尿たんぱく	定性（−） 定量 40〜80mg/日	・腎前性たんぱく尿：発熱・慢性心不全・癌・静脈うっ血・溶血性貧血・骨格筋の崩壊 ・腎性たんぱく尿・腎症・ネフローゼ症候群（>3.5g/日） ・腎後性たんぱく尿・腎盂炎・膀胱炎・尿道炎・性器炎症・結石・癌 ・非病的（<1g/日）：発熱・激しい運動・ストレス・うっ血性心不全・高血圧 ・偽陽性：肉眼的血尿・高度の濃縮尿・アルカリ尿・細菌増殖による尿アルカリ化

	基　準　値	備　　　考

⑧貧血系検査

赤 血 球 数 RBC	男 430～554 （×10⁴)/μl 女 374～495 （×10⁴)/μl	低値：貧血・肝疾患
ヘモグロビン（血色素） IIb	男 13.8～16.9g/dl 女 12～15g/dl	低値：貧血・腎性貧血・肝硬変・癌・白血病 高値：多血症
ヘマトクリット Ht	男 40～48% 女 34～42%	低値：貧血 Hb に比し Ht 高値：脱水・多血症
平均赤血球容積 MCV	男 84～104fl 女 82.5～97.4fl	＜81：小球性　　＞110：大球性 小球性低色素性貧血：鉄欠乏・慢性出血・妊婦・鉄芽球性 正球性色素性貧血：急性出血・溶血性・再生不良性・腎症 大球性高色素性貧血：VB₁₂欠乏の悪性貧血・葉酸欠乏・老人性貧血の一部・悪性疾患に伴う貧血
血 清 鉄 Fe	男 60～200μg/dl 女 50～160μg/dl	低値：鉄欠乏性貧血・出血性貧血・腎性貧血・慢性感染症
フェリチン	男 10～240ng/ml 女 5～160ng/ml	鉄を細胞内に貯蔵する能力。 低値：鉄欠乏性貧血 高値：急性腎不全・慢性腎不全・癌・糖尿病・心筋梗塞・再生不良性貧血
総鉄結合能 TIBC：total iron-binding 　　　capacity	男 253～365μg/dl 女 246～410μg/dl	血清鉄と結合する能力。余後判定に重要
血 小 板 PLT	13～39 （×10⁴)/μl	高値：骨髄増殖症候群・慢性感染症（結核・潰瘍性大腸炎）・急性感染症の回復期・鉄欠乏性貧血・急性出血・術後・血小板減少症回復期・悪性腫瘍・アドレナリン投与時 低値：血小板産生低下（再生不良性貧血・巨赤芽球性貧血・白血病・悪性腫瘍・多発性骨髄腫）・血小板破壊亢進（特発性血小板減少性紫斑病・SLE・薬物アレルギー）

⑨炎　症

C 反応性たんぱく：CRP	0.3mg/dl 以下	高値：炎症（感染・急性肝炎・麻疹等）・心筋梗塞・肝硬変・肺結核・癌・敗血症
白 血 球 数 WBC	3,600～9,300	増加：化膿性疾患・急性細菌性感染症・ストレス（火傷・急性心筋梗塞）・悪性腫瘍末期・白血病・悪性リンパ腫 減少：骨髄障害（再生不良性貧血・薬剤副作用・悪性貧血・悪性リンパ腫）・白血球破壊更新時（脾機能亢進症・ウイルス感染症・SLE など免疫異常・薬物アレルギー）

⑩腫瘍マーカー

がん胎児たんぱく CEA	5 ng/ml （カットオフ値）	高値：消化器がん（82%)・胃がん（75%)・膵がん（73%)・肺がん（58%)・直腸結腸がん（67%)・肝細胞がん（55%)・乳がん（47%) がん以外：肝硬変
糖鎖抗原 19-9 CA19-9	37U/ml （カットオフ値）	高値：ステージⅡ膵臓がん（75%)・胆肝がん（55%)・胆のうがん 癌以外：急性膵炎・慢性膵炎・胆管炎・胆石による閉塞性黄疸・卵巣腫瘍・子宮筋腫・気管支拡張症・肝硬変・急性肝炎・慢性肝炎
α-フェトプロテイン AFP	10ng/ml （カットオフ値）	高値：原発性肝がん（100%)・卵巣腫瘍 癌以外：肝硬変・急性肝炎・慢性肝炎
糖鎖抗原 125 CA125	50U/ml （カットオフ値）	高値：卵巣がん（79.4%)・膵がん（56.7%)・肝がん（44%) 癌以外：肝硬変・慢性肝炎・急性肝炎・子宮筋腫・卵巣腫瘍

⑪その他

銅 Cu	78～131μg/dl	
亜　　鉛 Zn	65～110μg/dl	低値：長期降圧剤・SLE・リウマチ・慢性消耗性疾患・急性肝炎・癌・ネフローゼ症候群・糖尿病・各種皮膚疾患・アルコール性肝硬変

表5-6　適応症別薬品一覧

心　臓　病	
薬品名（商品名）	薬 効 分 類
アイトロール	抗狭心症薬
アスペノン	抗不整脈薬
アミサリン	抗不整脈薬
アンカロン	抗不整脈薬
アンプラーグ	抗血小板薬
イノバン	強心薬
ウロキナーゼ	血栓溶解薬
カタボン・Hi・Low	強心薬
キシロカイン	抗不整脈薬
グルドパ	血栓溶解薬
サンリズム	抗不整脈薬
ジギトキシン	強心薬
シグマート	抗狭心症薬
ジゴキシン	強心薬
ジゴシン	強心薬
シベノール	抗不整脈薬
ソリナーゼ	血栓溶解薬
タンボコール	抗不整脈薬
ドブトレックス	強心薬
ドルナー	抗血小板薬
ニトロール	抗不整脈薬・心臓発作治療薬
ニトログリセリン	抗不整脈薬・心臓発作治療薬
ニトロダーム TTS	抗狭心症薬
ニトロペン	抗不整脈薬・心臓発作治療薬
ネオフィリン	強心利尿薬・気管支拡張薬
バイアスピリン	抗血小板薬
パナルジン	抗血小板薬
バファリン81	抗血小板薬
ハンプ	急性心不全治療薬（強心薬）
フランドル	抗狭心症薬
プレタール	抗血小板薬
プロサイリン	抗血小板薬
ヘパリン	血栓溶解・血液凝固予防
ペルサンチン	抗狭心症薬・心筋梗塞治療薬
ミオコールスプレー	抗不整脈薬・心臓発作治療薬
ミルリーラ	急性心不全治療薬（強心薬）
メキシチール	抗不整脈薬
ラニラピッド	強心薬
リスモダン	抗不整脈薬
ワーファリン	抗凝血薬
ワソラン	抗狭心症薬・不整脈治療薬

高血圧・低血圧	
薬品名（商品名）	薬 効 分 類
アーチスト	降圧薬（α・β遮断薬）
アダラート	降圧薬（Ca拮抗薬）
アテレック	降圧薬（持続性Ca拮抗薬）
アポプロン	降圧薬（末梢性交感神経抑制薬）
アムロジン	降圧薬（持続性Ca拮抗薬）
アルドメット	降圧薬（交感神経抑制薬）
アルマール	降圧薬（α・β遮断薬）
インデラル	降圧薬（β遮断薬）
エースコール	降圧薬（ACE阻害薬）
オルメテック	降圧薬（アンジオテンシンII受容体拮抗薬）
カルスロット	降圧薬（持続性Ca拮抗薬）
カルデナリン	降圧薬（α遮断薬）
カルビスケン	降圧薬（β遮断薬）
ケルロング	降圧薬（選択性β遮断薬）
コニール	降圧薬（Ca拮抗薬）
コバシル	降圧薬（ACE阻害薬）
ジヒデルゴット	起立性低血圧治療薬
セロケン	降圧薬（選択性β遮断薬）
ディオバン	降圧薬（アンジオテンシンII受容体拮抗薬）
テノーミン	降圧薬（選択性β遮断薬）
ニバジール	降圧薬（Ca拮抗薬）
ニューロタン	降圧薬（アンジオテンシンII受容体拮抗薬）
ノルアドレナリン	急性低血圧治療薬
ノルバスク	降圧薬（持続性Ca拮抗薬）
ヒポカ	降圧薬（Ca拮抗薬）
プレラン	降圧薬（ACE阻害薬）
ペルジピン	降圧薬（Ca拮抗薬）
ヘルベッサー	降圧薬（Ca拮抗薬）
ボスミン	急性低血圧治療薬
ミカルディス	降圧薬（アンジオテンシンII受容体拮抗薬）
メインテート	降圧薬（選択性β遮断薬）
メトリジン	起立性低血圧治療薬
ランデル	降圧薬（持続性Ca拮抗薬）
リズミック	起立性低血圧治療薬
レニベース	降圧薬（ACE阻害薬）
ロンゲス	降圧薬（ACE阻害薬）

利　尿　薬	
薬品名（商品名）	薬　効　分　類
アルダクトン A	利尿薬（K 保持性）
オイテンシン	利尿薬（ループ利尿薬）
ソルダクトン	利尿薬（K 保持性）
ダイアート	利尿薬（ループ利尿薬）
ダイアモックス	利尿薬（炭酸脱水酵素阻害薬）
ダイクロトライド	利尿薬（チアジド系）
フルイトラン	利尿薬（チアジド系）
ラシックス	利尿薬（ループ利尿薬）
ルプラック	利尿薬（ループ利尿薬・K 保持性）

腎　　症	
薬品名（商品名）	薬　効　分　類
アーガメイトゼリー	血清 K 抑制薬
アミユー	腎不全用必須アミノ酸製剤
オキサロール	二次性副甲状腺機能亢進症治療薬
カリメート	血清 K 抑制薬
カルタン	高リン血症治療薬
キドミン	腎不全用アミノ酸輸液
クレメジン	吸着炭
ケイキサレート	血清 K 抑制薬
沈降炭酸カルシウム	高リン血症治療薬
フォスブロック	高リン血症治療薬
フルスタン	二次性副甲状腺機能亢進症治療薬
レナジェル	高リン血症治療薬

脂質異常症	
薬品名（商品名）	薬　効　分　類
アルフィブレート	フィブラート系
エパデール	EPA 製剤
クエストラン	陰イオン交換樹脂
コレキサミン	ニコチン酸系
コレバイン	陰イオン交換樹脂
シンレスタール	プロブコール
ベザトール SR	フィブラート系
ベザリップ	フィブラート系
ペリシッド	ニコチン酸系
メバロチン	HMG-CoA 還元酵素阻害薬
ユベラニコチネート	ニコチン酸系
リバロ	HMG-CoA 還元酵素阻害薬
リパンチル	フィブラート系
リピトール	HMG-CoA 還元酵素阻害薬
リポクリン	フィブラート系
リポバス	HMG-CoA 還元酵素阻害薬
ローコール	HMG-CoA 還元酵素阻害薬
ロレルコ	プロブコール

糖　尿　病	
薬品名（商品名）	薬　効　分　類
アクトス	インスリン抵抗性改善薬
アベマイド	血糖降下薬（SU 剤）
アマリール	血糖降下薬（SU 剤）
オイグルコン	血糖降下薬（SU 剤）
キネダック	糖尿病性末梢神経障害治療薬
グリコラン	血糖降下薬（ビグアナイド剤）
グリミクロン	血糖降下薬（SU 剤）
グルコバイ	α グルコシダーゼ阻害薬
グルファスト	速効型食後血糖降下薬
ジベトス B	血糖降下薬（ビグアナイド剤）
ジメリン	血糖降下薬（SU 剤）
スターシス	速効型食後血糖降下薬
ダオニール	血糖降下薬（SU 剤）
デアメリン S	血糖降下薬（SU 剤）
トレーラン G	糖尿病診断時の糖負荷検査薬
ファスティック	速効型食後血糖降下薬
ブタマイド	血糖降下薬（SU 剤）
ベイスン	α グルコシダーゼ阻害薬
メキシチール	糖尿病性末梢神経障害治療薬
メルビン	血糖降下薬（ビグアナイド剤）
ラスチノン	血糖降下薬（SU 剤）
〈インスリン〉	
ノボラピッド	超速効型インスリン
ノボラピッド30ミックス	二相性インスリン
ノボリン 30R	二相性インスリン
ノボリン N	中間型インスリン
ノボリン R	速効型インスリン
ノボリン U	持続型インスリン
ヒューマカート 3/7	二相性インスリン
ヒューマカート N	中間型インスリン
ヒューマカート R	速効型インスリン
ヒューマリン 3/7	二相性インスリン
ヒューマリン N	中間型インスリン
ヒューマリン R	速効型インスリン
ヒューマリン U	持続型インスリン
ヒューマログ	超速効型インスリン
ペンフィル 30R	二相性インスリン
ペンフィル N	中間型インスリン
ペンフィル R	速効型インスリン
モノタード注	中間型インスリン
ランタス注	持続型溶解インスリン

痛　　風	
薬品名（商品名）	薬 効 分 類
アロシトール	尿酸合成阻害薬
コルヒチン	痛風発作治療薬
ザイロリック	尿酸合成阻害薬
サロベール	尿酸合成阻害薬
プロベネシド	尿酸排泄促進薬
ベネシッド	尿酸排泄促進薬
ミニプラノール	尿酸合成阻害薬
ユリノーム	尿酸排泄促進薬
リボール	尿酸合成阻害薬

抗悪性腫瘍薬	
薬品名（商品名）	薬 効 分 類
アイソボリン	5−FU の効果増強薬
アドリアシン	抗がん剤
アリミデックス	ホルモン剤
イレッサ	肺がん治療薬
エンドキサン	抗がん剤
オンコビン	抗がん剤
カンプト	抗がん剤
クレスチン	抗がん剤併用による免疫賦活薬
ジェムザール	抗がん剤
タキソール	抗がん剤
タキソテール	抗がん剤
ティーエスワン	抗がん剤
トポテシン	抗がん剤
ナベルビン	抗がん剤
ノルバデックス	ホルモン剤
パラプラチン	抗がん剤
ピシバニール	免疫賦活薬
5−FU	抗がん剤
ファルモルビシン	抗がん剤
フルツロン	抗がん剤
ブレオ	抗がん剤
ベプシド	抗がん剤
マイトマイシン S	抗がん剤
ミフロール	抗がん剤
メソトレキセート	抗がん剤
ユーエフティ	抗がん剤
ユーゼル	ユーエフティの効果増強薬
ラステット	抗がん剤
ランダ	抗がん剤
ロイコボリン（高用量）	ユーエフティの効果増強薬

肝 疾 患	
薬品名（商品名）	薬 効 分 類
アデラビン 9 号	肝機能改善薬
アミノレバン	肝不全用分岐鎖アミノ酸製剤
アルギメート	高アンモニア血症治療薬
アンコーマ	高アンモニア血症治療薬
EPL	肝機能改善薬
イントロン A	インターフェロン α
ウビロン	利胆薬・肝機能改善薬
ウルソ	利胆薬・肝機能改善薬
カロリール	高アンモニア血症治療薬
キャベジン U	肝機能改善薬
強力ネオミノファーゲン C	肝機能改善薬
グロナミン	肝機能改善薬
ケノコール	利胆薬・肝機能改善薬
シキコール	利胆薬・肝機能改善薬
ゼフィックス	B 型肝炎治療剤
セロシオン	B 型肝炎治療剤
タウリン	肝機能改善薬
タチオン	肝機能改善薬
チオラ	肝機能改善薬
ピアーレ	高アンモニア血症治療薬
フェロン	インターフェロン β
プロヘパール	肝機能改善薬
ペガシス	ペグインターフェロン α
ペグイントロン	ペグインターフェロン α
ヘパン ED	肝不全用分岐鎖アミノ酸製剤
ヘプセラ	B 型肝炎治療剤
ポルトラック	高アンモニア血症治療薬
モニラック	高アンモニア血症治療薬
モリヘパミン	肝不全用分岐鎖アミノ酸製剤
ラクツロース	高アンモニア血症治療薬
リーバクト	肝不全用分岐鎖アミノ酸製剤
レベトール	イントロン A との併用による慢性 C 型肝炎治療薬

骨粗鬆症治療薬	
薬品名（商品名）	薬 効 分 類
アクトネル	ビスホスホネート系治療薬
アルファロール	活性型ビタミン D
エビスタ	選択的エストロゲン受容体モジュレーター
グラケー	ビタミン K
ダイドロネル	ビスホスホネート系治療薬
フォサマック	ビスホスホネート系治療薬
ベネット	ビスホスホネート系治療薬
ボナロン	ビスホスホネート系治療薬
ロカルトロール	活性型ビタミン D

ビタミン・ミネラル	
薬品名（商品名）	薬効分類
アスコルビン酸	ビタミン C
アスパラ Ca	Ca 補給
アスパラ K	K 補給
アリナミン F	ビタミン B₁
アルファロール	ビタミン D（骨粗鬆症）
グルコンサン K	K 補給
ケイツー	ビタミン K
ケーワン	ビタミン K
コンクライト Mg	Mg 補給
コンクライト Na	Na 補給
コンクライト P	リン酸補正薬
シナール	ビタミン C
スローケー	K 補給
チョコラ A	ビタミン A
ネオラミンマルチ V	高カロリー輸液用総合ビタミン剤
ビタジェクト	高カロリー輸液用総合ビタミン剤
ビタメジン	ビタミン B 複合薬
ピドキサール	ビタミン B₆
フェログラデュメット	鉄剤
フェロミア	鉄剤
フォリアミン	葉酸
フラビタン	ビタミン B₂
メチコバール	ビタミン B₁₂
ユベラ	ビタミン E

整腸剤・止痢剤・下剤	
薬品名（商品名）	薬効分類
アローゼン	下剤
エンテロノン R	整腸剤
コロネル	消化管機能調整剤
酸化マグネシウム	下剤
タンナルビン	止痢剤
ブスコパン	鎮痙剤（腹痛止め）
プリンペラン	鎮吐剤
プルゼニド	下剤
ポリフル	消化管機能調整剤
ラキソベロン	下剤
ラックビー	整腸剤
ロペミン	止痢剤

睡 眠 薬	
薬品名（商品名）	薬効分類
アモバン	睡眠薬
エバミール	睡眠薬
ドラール	睡眠薬
ハルシオン	睡眠薬
マイスリー	睡眠薬
ユーロジン	睡眠薬
リスミー	睡眠薬
レンドルミン	睡眠薬
ロヒプノール	睡眠薬

消化性潰瘍治療薬・健胃消化薬	
薬品名（商品名）	薬効分類
アシノン	ヒスタミン（H2）受容体拮抗薬
アルサルミン	胃粘膜保護薬・胃酸中和薬
アルロイド G	消化管粘膜保護薬
エクセラーゼ	消化薬
オメプラール	プロトンポンプ阻害薬
オメプラゾン	プロトンポンプ阻害薬
ガスター	ヒスタミン（H2）受容体拮抗薬
ガストローム	胃粘膜保護薬
ザンタック	ヒスタミン（H2）受容体拮抗薬
ジアスターゼ	消化薬
セルベックス	胃粘膜保護薬
タガメット	ヒスタミン（H2）受容体拮抗薬
タケプロン	プロトンポンプ阻害薬
タフマック E	消化薬
ドグマチール	消化性潰瘍治療薬・抗うつ薬
トロンビン	止血薬
パリエット	プロトンポンプ阻害薬
プロテカジン	ヒスタミン（H2）受容体拮抗薬
ムコスタ	胃粘膜保護薬
ユービット	ヘリコバクターピロリの診断薬

そ の 他	
薬品名（商品名）	薬効分類
アドナ	止血薬
アンペック坐薬	麻薬（モルヒネ製剤）
MS コンチン	麻薬（モルヒネ製剤）
オキシコンチン	麻薬（モルヒネ系製剤）
オプソ	麻薬（モルヒネ製剤）
セルシン	抗不安薬
セルタッチ	鎮痛消炎貼付薬
セレネース	抗精神病薬
ソルメドロール	副腎皮質ホルモン
デカドロン	副腎皮質ホルモン
デパス	抗不安薬
デュロテップパッチ	麻薬（合成麻薬）
トランサミン	止血薬
プレドニン	副腎皮質ホルモン
ペルタゾン	麻薬拮抗性鎮痛薬
ペンタジン	麻薬拮抗性鎮痛薬
ボルタレン	解熱鎮痛薬
ミルタックス	鎮痛消炎貼付薬
モーラス	鎮痛消炎貼付薬
ロキソニン	解熱鎮痛薬

4. カルテに使われている用語

〈心　　臓〉
大 動 脈	aorta
上大静脈	superior vena cava
肺 動 脈	pulmonary artery
肺 静 脈	pulmonary vein
右 心 房	right atrium
右 心 室	right ventricle
左 心 房	left atrium
左 心 室	left ventricle

〈肺〉
上　　葉	superior lobe
中　　葉	middle lobe
下　　葉	inferior lobe
気　　管	trachea（windpipe）
気 管 支	bronchus
肺 小 葉	lung segment

| 右　　肺 | right lung |
| 左　　肺 | left lung |

〈泌 尿 器〉
副　　腎	adrenal gland
腎　　臓	kidney
尿　　管	ureter
膀　　胱	bladder

〈内　　臓〉
鎖骨下動脈	subclavian artery
鎖骨下静脈	subclavian vein
総頸動脈	common carotid artery
内頸静脈	internal jugular vein
甲 状 腺	thyroid gland
鎖　　骨	clavicle
肩　　峰	acromion

心　　臓	heart
肝　　臓	liver
胆　　嚢	gall bladder
膵　　臓	pancreas
脾　　臓	spleen
横 隔 膜	diaphragm
食　　道	esophagus
胃	stomach
十二指腸	duodenum
空　　腸	jejunum
回　　腸	ileum
盲　　腸	caecum
虫　　垂	appendix
上行結腸	ascending colon
横行結腸	transverse colon
下行結腸	descending colon
S 状結腸	sigmoid colon
直　　腸	rectum

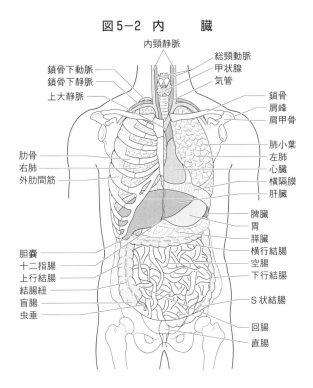

図5−2　内　　　臓

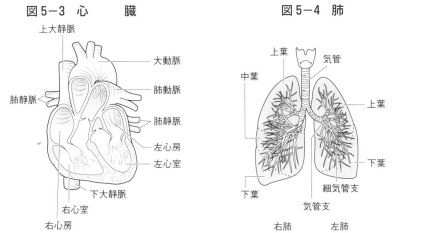

図5−3　心　　　臓

図5−4　肺

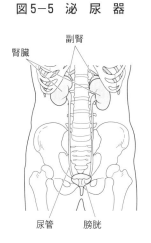

図5−5　泌 尿 器

●その他の用語

【A】

abdominal distension　腹部膨満感
abdominal pain　腹痛
abortion　流産
acquired immunodeficiency syndrome：AIDS
　　後天性免疫不全症候群，エイズ
acromegaly　末端肥大症
acute cholecystitis　急性胆嚢炎
acute gastritis　急性胃炎
acute glomerulonephritis　急性糸球体腎炎
acute hepatitis　急性肝炎
acute lymphocytic leukemia：ALL　急性リン
　　パ性白血病
acute myelocytic leukemia：AML　急性骨髄性
　　白血病
acute pancreatitis　急性膵炎
acute renal failure：ARF　急性腎不全
acute respiratory distress syndrome　急性呼
　　吸窮迫症候群
Addison's disease　アジソン病
adenoma　腺腫
adrenal cortical insufficiency　副腎皮質機能低
　　下症
adult T-cell leukemia：ATL　成人T細胞白血病
allergic diseases　アレルギー性疾患
alopecia　脱毛（症）
alveolar pyorrhea　歯槽膿漏
Alzheimer's disease　アルツハイマー病
amyloidosis　アミロイドーシス
amyotrophic lateral sclerosis：ALS　筋萎縮性
　　側索硬化症
anaphylaxis　アナフィラキシー
anemia　貧血
angina pectoris　狭心症
anisakiasis　アニサキス症
anorexia　食欲不振
anterior pituitary insufficiency　下垂体前葉機
　　能低下症
aortic aneurysm　大動脈瘤
aortic regurgitation：AR　大動脈弁閉鎖不全
aortic stenosis：AS　大動脈弁狭窄
aphasia　失語症
aplastic anemia　再生不良性貧血
appendicitis　虫垂炎
appetite　食欲
appetite loss　食欲不振
arrhythmia　不整脈
arteriosclerosis obliteration：ASO　閉塞性動脈
　　硬化症
ascites　腹水
aspergillosis　アスペルギルス症
asthenopia　眼精疲労
atopic dermatitis　アトピー性皮膚炎
atrial fibrillation　心房細動
atrial flutter　心房粗動
atrial septal defect：ASD　心房中隔欠損
autoimmune hemolytic anemia：AIHA　自己免
　　疫性溶血性貧血

【B】

bacillary dysentery　細菌性赤痢
bacterial food poisoning　細菌性食中毒
bacterial infection　細菌感染症
bad breath　口臭
belching　ゲップ
blindness　失明
bloody sputum　血痰
bowel movements　便通

bronchial asthma　気管支喘息
bulimia　多食症
burning pain　焼けるような痛み，灼熱痛

【C】

candidiasis　カンジダ症
cardiopalmus　心悸亢進
cardiovascular symptoms　循環器症状
cerebral hemorrhage　脳出血
cerebral infarction　脳梗塞
cerebrovascular disease　脳血管疾患
cheilitis　口唇炎
chest pain　胸痛
chlamydia infection　クラミジア感染症
choking　息苦しい
cholelithiasis　胆石症
cholera　コレラ
chronic bronchitis　慢性気管支炎
chronic gastritis　慢性胃炎
chronic glomerulonephritis　慢性糸球体腎炎
chronic hepatitis　慢性肝炎
chronic obstructive pulmonary disease：COPD
　　慢性閉塞性肺疾患
chronic pancreatitis　慢性膵炎
chronic renal failure：CRF　慢性腎不全
chronic thyroiditis（Hashimoto's disease）
　　慢性甲状腺炎（橋本病）
coating of the tongue　舌苔（ぜったい）
colicky pain　仙痛（差し込むような痛み）
collagen disease　膠原病
colonic polyp　大腸ポリープ
colorectal cancer　大腸癌
congenital heart disease　先天性心疾患
congenital biliary atresia：CBA　先天性胆道
　　閉鎖症
congestive heart failure　うっ血性心不全
constipation　便秘
convulsion　痙攣
cough　咳
cramping pain　痙攣による痛み
Crohn's disease　クローン病
cryptococcosis　クリプトコッカス症
Cushing's syndrome　クッシング症候群
cutting pain　切られるような痛み
cystitis　膀胱炎
cytomegalovirus infection　サイトメガロウイ
　　ルス感染症

【D】

decubitus　褥瘡
degenerative disease　変性疾患
delivery　出産
dementia　認知症（痴呆）
dental caries　虫歯
denture　入れ歯
dermatitis　皮膚炎
dermatomyositis：DM　皮膚筋炎
diabetes insipidus　尿崩症
diabetes mellitus：DM　糖尿病
diabetic nephropathy　糖尿病性腎症
dialysis therapy　透析療法
diarrhea　下痢
diffuse panbronchiolitis：DPB　びまん性汎細
　　気管支炎
digestion　消化
dilated cardiomyopathy：DCM　拡張型心筋症
diphtheria　ジフテリア
disease of the adrenal gland　副腎疾患
disease of the parathyroid　副甲状腺腫
diverticulosis of colon　大腸憩室症

dizziness　たちくらみ，めまい
drooling　よだれ
drug allergy　薬物アレルギー
drug-induced hepatitis　薬剤性肝炎
dull pain　鈍い痛み，鈍痛
duodenal ulcer　十二指腸潰瘍
dyslipidemia　脂質異常症
dyspepsia　消化不良
dysphagia　嚥下困難
dysphonia　発声困難
dyspnea　呼吸困難

【E】

eczema　湿疹
edema　浮腫
emaciation　やせ，るいそう
encephalitis　脳炎
encephalopathy　脳障害，脳炎
endocarditis　心内膜炎
enteritis　腸炎
epidemic cerebrospinal meningitis　流行性脳
　　脊髄膜炎
epidemic typhus　流行性発疹チフス
epigastralgia　心窩部痛
epilepsy　てんかん
epistaxis　鼻出血，鼻血
erosion　びらん
eruption　発疹
erythema　紅斑
esophageal carcinoma　食道癌
esophageal ulcer　食道潰瘍
esophageal varix：EV　食道静脈瘤
esophagitis　食道炎
essential hypertension　本態性高血圧症

【F】

fainting　失神
farsightedness　遠視
fatigue　疲労感
fatty liver　脂肪肝
fetal erythroblastosis　胎児赤芽球症
fever　発熱
frequent urination　頻尿
fulminant hepatitis　劇症肝炎
fungal infection　真菌感染症

【G】

gallstone　胆石
gastric cancer　胃癌
gastric pain　胃痛
gastric polyp　胃ポリープ
gastric ulcer　胃潰瘍
gingival bleeding　歯肉出血
gonorrhea　淋病
gout　痛風
Grave's disease　グレーブス病（バセドウ病）

【H】

headache　頭痛
hearing loss　聴力障害
heart failure, cardiac insufficiency　心不全
heartburn　胸焼け
hematochezia　血便
hematuria　血尿
hemodialysis：HD　血液透析
hemolytic anemia　溶血性貧血
hemolytic uremic syndrome：HUS　溶血性尿
　　毒症症候群
hemophilia　血友病
hemoptysis　喀血
hemorrhoids　痔核
hepatocellular carcinoma：HCC　肝細胞癌

hepatomegaly　肝腫
hereditary　遺伝性の
herpes zoster　帯状疱疹
hives　じんま疹
hoarseness　嗄声（しゃがれ声）
hyperesthesia　知覚過敏
hyperkalemia　高カリウム血症
hypermenorrhea　月経過多症
hyperopia　遠視
hyperpotassemia　高カリウム血症
hypertensive encephalopathy　高血圧性脳症
hypertention　高血圧症
hyperthyroidism　甲状腺機能亢進症
hypertrophic cardiomyopathy : HCM　肥大型
　　心筋症
hyperventilation syndrome　過換気症候群
hypesthesia　知覚減退
hypoglycemia　低血糖症
hypoparathyroidism　副甲状腺機能低下症
hypopituitarism　下垂体前葉機能低下症
hyposmia　嗅覚減退
hypotension　低血圧症
hypothyroidism　甲状腺機能低下症
【I】
icterus　黄疸
idiopathic cardiomyopathy : ICM　特発性心筋
　　症
ileus　イレウス，腸閉塞
incontinence　尿失禁
indigestion　消化不良
infection ; infectious diseases　感染症
influenza　インフルエンザ
interstitial pneumonia　間質性肺炎
intestinal diseases　腸疾患
intestinal obstruction　イレウス，腸閉塞
iron deficiency anemia : IDA　鉄欠乏性貧血
irritable bowel syndrome : IBS　過敏性腸症候
　　群
【J】
Japanese encephalitis　日本脳炎
jaundice　黄疸
【L】
leanness　るいそう
legionellosis　レジオネラ症
leukemia　白血病
liver abscess　肝膿瘍
liver cirrhosis : LC　肝硬変
loss of eyesight　失明
lung abscess　肺膿瘍
lung cancer　肺癌
lupus nephritis　ループス腎炎
【M】
malaise　倦怠感
malaria　マラリア
malignant lymphoma : ML　悪性リンパ腫
measles　麻疹（ましん，はしか）
melena　タール便，黒色便，血便
meningioma　髄膜腫
meningitis　髄膜炎
menopause　閉経
menstrual cycle　月経周期
menstruation　月経
miscarriage　流産
mitral regurgitation : MR　僧帽弁閉鎖不全
mitral stenosis : MS　僧帽弁狭窄
motor　運動
multiple myeloma　多発性骨髄腫
multiple neuritis　多発性神経炎

multiple sclerosis : MS　多発性硬化症
mycoplasma infection　マイコプラズマ感染症
mycoplasma pneumonia　マイコプラズマ肺炎
myelodysplastic syndrome : MDS　骨髄異形
　　成症候群
myocardial disease　心筋疾患
myocardinal infarction　心筋梗塞
myocarditis　心筋炎
myopia　近視
【N】
nausea　吐き気
nearsightedness　近視
neoplasm　腫瘍
nephrosclerosis　腎硬化症
nephrotic syndrome　ネフローゼ症候群
neuroblastoma　神経芽腫（神経芽細胞腫）
neurosyphilis　神経梅毒
nodular goiter　結節性甲状腺腫
nodule　結節
nosebleed　鼻出血，鼻血
numbness　しびれ
【O】
obesity　肥満
opportunistic infection　日和見感染症
oropharynx　口腔咽頭部
orthopnea　起座呼吸
【P】
pain　疼痛
pallor　蒼白
palpitation　動悸
palsy　麻痺
pancreatic carcinoma　膵臓癌
pancreatic cyst　膵囊胞
paralysis　麻痺
paratyphoid fever　パラチフス熱
paresthesia　知覚異常，知覚麻痺
Parkinson's disease　パーキンソン病
pathologic reflex　病的反射
peptic ulcer　消化性潰瘍
pericarditis　心膜炎
peripheral vascular disease　末梢血管疾患
peritoneal dialysis　腹膜透析
peritonitis　腹膜炎
pernicious anemia　悪性貧血
pertussis　百日咳
petechia　点状出血
pharyngitis　咽頭炎
pheochromocytoma　褐色細胞腫
pituitary adenoma　下垂体腺腫
pituitary dwarfism　下垂体性小人症
pleuritis　胸膜炎
pneumoconiosis　じん肺症
pneumonia　肺炎
pollakiuria　頻尿
pollinosis　花粉症
polycystic kidney　多発性囊胞腎
polyneuritis　多発性神経炎
polyphagia　多食症
pregnancy　妊娠
premature atrial contraction : PAC　心房性期
　　外収縮
premature ventricular contraction : PVC　心室
　　性期外収縮
presbyopia　老眼
pressure gangrene　褥瘡
primary aldosteronism　原発性アルドステロ
　　ン症
primary biliary cirrhosis : PBC　原発性胆汁性

　　肝硬変
primary hyperparathyroidism　原発性副甲状腺
　　機能亢進症
primary pulmonary hypertension　原発性肺高
　　血圧症
prostatic cancer　前立腺癌
prostatic hypertrophy　前立腺肥大症
protozoal disease　原虫感染症
pulmonary emphysema　肺気腫
pulmonary fibrosis　肺線維症
pulmonary thromboembolism　肺血栓塞栓症
pulmonary tuberculosis　肺結核
purpura　紫斑
pustule　膿疱
pyelonephritis　腎盂腎炎
pyorrhea ; pyorrhea alveolaris　歯槽膿漏
【R】
reflex　反射
renal cell carcinoma　腎細胞癌
renal cyst　腎囊胞
renal transplantation　腎臓移植
renal tubular acidosis　尿細管性アシドーシス
renal tumor　腎腫瘍
respiratory distress　呼吸困難
respiratory failure　呼吸不全
respiratory symptoms　呼吸器症状
rheumatic fever　リウマチ熱
rheumatoid arthritis : RA　慢性関節リウマチ
rhinorrhea　鼻水，鼻漏
rickettsiosis　リケッチア症
rubella　風疹
running ear　耳だれ
【S】
scar　瘢痕（はんこん）
scarlet fever　猩紅熱
secondary hypertension　二次性高血圧
senile dementia　老年認知症（痴呆）
sensory　知覚の
sexually transmitted disease : STD　性感染症
sharp pain　鋭い痛み
shooting pain　電気で打たれたような痛み，
　　電撃痛
shortness of breath　息切れ
sinusitis　副鼻腔炎
sleep apnea syndrome : SAS　睡眠時無呼吸
　　症候群
soft stool　軟便
sore throat　のどの痛み，咽頭痛
splenomegaly　脾腫
spontaneous pneumothorax　自然気胸
sputum　喀痰
steatorrhea　脂肪便，脂肪性下痢
sticking pain　刺すような痛み
stomatitis　口内炎
strabismus　斜視
stuffy nose　鼻づまり
subacute thyroiditis　亜急性甲状腺炎
subarachnoid hemorrhage : SAH　クモ膜下出
　　血
subdural hematoma　硬膜下血腫
syncope　失神
syphilis　梅毒
systemic lupus erythematosus : SLE　全身性
　　エリテマトーデス
【T】
taste disorder　味覚異常
tarry stool　タール便，黒色便
tenderness　圧痛

tendon reflex 腱反射
tetanus 破傷風
throat のど，咽頭部
throbbing pain 拍動性の痛み，拍動痛
tinnitus 耳鳴り
tongue 舌
tonsillitis 扁桃炎
toothache 歯痛
toxoplasmosis トキソプラズマ症
transient ischemic attack：TIA 一過性脳虚血発作
tremor 振戦
tuberculosis：TB 結核
tumor；tumour 腫瘍

【U】

typhoid fever 腸チフス

【U】

ulcer 潰瘍
ulcerative colitis：UC 潰瘍性大腸炎
urinary incontinence 尿失禁
urination 排尿
urolithiasis 尿路結石症
urticaria じんま疹

【V】

valvular heart disease 心臓弁膜症
vasoconstriction 血管収縮
ventricular fibrillation：VF 心室細動
ventricular septal defect：VSD 心室中隔欠損症

verruca いぼ，疣贅
vertigo めまい
vesicle 水疱
viral infection ウイルス感染症
vomiting 嘔吐

【W】

watery stool 水様便
weakness 脱力
weariness 消耗，疲労
weight gain 体重増加
weight loss 体重減少
wheezing 喘鳴（ぜんめい）

●略語

AAA	(aromatic amino acid)	芳香族アミノ酸
ACTH	(adrenocorticotropic hormone)	副腎皮質刺激ホルモン
AIDS	(acquired immunodeficiency syndrome)	後天性免疫不全症候群
APD	(automated peritoneal dialysis)	自動腹膜透析装置
ARDS	(adult respiratory distress syndrome)	成人型呼吸窮迫症候群
ASK	(antistreptokinase)	抗ストレプトキナーゼ抗体
BAP	(bone-alkaline phosphatase)	骨型アルカリフォスファターゼ
BCAA	(branched chain amino acid)	分枝アミノ酸
BTR	(branched chain amino acid/tyrosine ratio)	分枝アミノ酸/チロシン比
CA19-9	(carbohydrate antigen 19-9)	糖鎖抗原 19-9
CEA	(carcinoembryonic antigen)	胎児性癌抗原
CHDF	(continuous hemodiafiltration)	持続血液濾過透析
CML	(chronic myeloid leukemia)	慢性骨髄性白血病
CSII	(continuous subcutaneous insulin infusion)	持続皮下投与
CT	(computed tomography)	コンピュータ断層撮影法
CTR	(cardiothoracic ratio)	心胸郭比
DIC	(disseminated intravascular coagulation)	播種性血管内凝固症候群
ECG	(electrocardiograph)	心電図
EE	(energy expenditure)	エネルギー消費量
EIS	(endoscopic injection sclerotherapy)	内視鏡の硬化療法
EMR	(endoscopic mucosal resection)	内視鏡の粘膜切除術
EN	(enteral nutrition)	経腸栄養法
ENBD	(endoscopic nasobiliary drainage)	内視鏡的経鼻胆管ドレナージ
ERCP	(endoscopic retrograde cholangiopancreatography)	内視鏡的逆行性胆管膵管造影法
EST	(endoscopic sphincterotomy)	内視鏡的十二指腸乳頭括約筋切開術
ESWL	(extracorporeal shock wave lithotripsy)	胆石破砕療法，体外衝撃波砕石術
FD	(functional dyspepsia)	機能性消化不良
GCS	(Glasgow Coma Scale)	意識レベルの評価指数
GERD	(gastroesophageal reflux disease)	逆流性食道炎
GFR	(glomerular filtration rate)	糸球体濾過量
GVHD	(graft versus host disease)	移植片対宿主病
H-B	(Harris-Benedict equation)	ハリス-ベネディクトの式
HBV	(hepatitis B virus)	B 型肝炎ウイルス
HCV	(hepatitis C virus)	C 型肝炎ウイルス
HDSR	(Hasegawa's Dementia Scale Revision)	改訂長谷川式簡易知能評価スケール
HEN	(home enteral nutrition)	在宅成分栄養経腸栄養法
IBD	(inflammatory bowel disease)	炎症性腸疾患
ICF	(intracellular fluid)	細胞内液
ICU	(intensive care unit)	集中治療室
ITP	(idiopathic thrombocytopenic purpura)	特発性血小板減少性紫斑病
LBM	(lean body mass)	除脂肪体重
LES	(late evening snack)	夜食
LES	(lower esophageal sphincter)	下部食道括約筋
MOF	(multiple organ failure)	多臓器不全

MRA	(magnetic resonance angiography)	磁気共鳴血管造影 [法]
MRCP	(magnetic resonance cholangiopancreatography)	磁気共鳴膵胆管造影
MRI	(magnetic resonance imaging)	磁気共鳴映像法
MRSA	(methicillin resistant *Staphylococcus aureus*)	メチシリン耐性黄色ブドウ球菌
NASH	(nonalcoholic steatohepatitis)	非アルコール性脂肪性肝炎
NPC/N	(nonprotein calorie/nitrogen)	非たんぱく質エネルギー・窒素比
NSAID	(non-steroidal anti-inflammatory drug)	非ステロイド系消炎鎮痛薬
NST	(nutrition support team)	栄養サポートチーム
NUD	(nonulcer dyspepsia)	非潰瘍性消化不良
PCR	(protein catabolic rate)	たんぱく質異化率
PEG	(percutaneous endoscopic gastrostomy)	内視鏡的経皮胃瘻造設術
PEJ	(percutaneous endoscopic jejunostromy)	内視鏡的経皮空腸瘻造設術
PTEG	(percutaneous trans-esophageal gastro-tubing)	経皮経食道胃管挿入術
PEIT	(percutaneous ethanol injection therapy)	経皮的エタノール注入療法
PEM	(protein energy malnutrition)	たんぱく質・エネルギー栄養障害
PET	(positron emission tomography)	ポシトロンエミッションコンピュータ断層
PNI	(prognostic nutrition index)	予後判定栄養指数
PPD	(purified protein derivative of tuberculin)	遅延型皮膚反応
PPN	(peripheral parenteral nutrition)	末梢静脈栄養法
PTGBD	(percutaneous transhepatic gallbladder drainage)	経皮経肝胆嚢ドレナージ
RF	(rfeumatoid factor)	リウマトイド因子
RFA	(radiofrequency ablation)	ラジオ波焼灼療法
RQ	(respiratory quotient)	呼吸商
RTP	(rapid turnover protein)	急速代謝回転たんぱく質
SGA	(subjective gloval assessment)	主観的包括的評価
SIRS	(systemic inflammatory response syndrome)	全身性炎症反応症候群
SPECT	(single photon emission computed tomography)	一光子放射型コンピュータ断層撮影法
SSF	(subscapular skinfold thickness)	肩甲骨下端部皮下脂肪厚
TBA	(total bile acid)	血清総胆汁酸
TEE	(total energy expenditure)	総エネルギー消費量
TIBC	(total iron binding capacity)	総鉄結合能
TLC	(total lymphocyte)	総リンパ球数
TPN	(total parenteral nutrition)	完全静脈栄養，中心静脈栄養
TSH	(thyroid-stimulating hormne)	甲状腺刺激ホルモン
UG	(urine glucose)	尿糖
UIBC	(unsaturated iron binding capacity)	不飽和鉄結合能
UN	(urea nitrogen)	尿素窒素
UP	(urine protein)	尿たんぱく
VF	(videofluorography)	ビデオ嚥下造影検査
VLCD	(very low calorie diet)	超低エネルギー食

付　表

（日本食品標準成分表 2010　より作表）

脂　質

付表1　コレステロールを多く含む主な食品

食品名	100g 中コレステロール量（mg）	1回使用量 量（g）	1回使用量 含有量（mg）	食品名	100g 中コレステロール量（mg）	1回使用量 量（g）	1回使用量 含有量（mg）
するめいか	270	150	405	うし（肝臓）	240	60	144
うなぎ（かば焼）	230	80	184	若鶏（肝臓）	370	60	222
まだこ（ゆで）	150	30	45	若鶏（もも・皮つき）	98	60	59
いか（生）	280	80	224	若鶏（手羽・皮つき）	120	60	72
するめ（やりいか）	980	30	294	鶏卵	420	50	210
イクラ	480	20	96	鶏卵黄	1400	15	210
かずのこ（塩蔵・水戻し）	230	30	69	プロセスチーズ	78	25	20
たらこ	350	20	70	有塩バター	210	10	21
からふとししゃも	290	50	145	カスタードプディング	140	120	168
めざし	100	30	30	シュークリーム	250	60	150
しらす干し（微乾燥）	240	20	48	カステラ	160	30	48

食物繊維

付表2　食物繊維を多く含む主な食品

食品名	100g 中食物繊維（mg）	1回使用量 量（g）	1回使用量 含有量（mg）	食品名	100g 中食物繊維（mg）	1回使用量 量（g）	1回使用量 含有量（mg）
おおむぎ（押し麦）	9.6	10	1.0	ごぼう	5.7	50	2.9
干しそば（乾）	3.7	80	3.0	えだまめ	5.0	60	3.0
ライ麦パン	5.6	50	2.8	オクラ	5.0	30	1.5
さつまいも	2.3	70	1.6	しゅんぎく	3.2	30	1.0
こんにゃく・しらたき	2.9	60	1.5	かぼちゃ（日本）	2.8	60	1.7
やまといも	2.5	60	1.5	切り干し大根	20.7	10	2.1
おから（旧製法）	9.7	30	2.9	かんぴょう（乾）	30.1	5	1.5
おから（新製法）	11.5	30	3.5	干しがき	14.0	40	5.6
あずき（乾）	17.8	20	3.6	乾しいたけ	41.0	3	1.2
糸引納豆	6.7	40	2.7	きくらげ（乾）	79.4	2	1.6
アーモンド（乾）	10.4	20	2.1	まつたけ	4.7	10	0.5
スイートコーン	3.0	100	3.0	うすひらたけ	3.8	30	1.1
モロヘイヤ	5.9	60	3.5	まこんぶ（素干し）	27.1	10	2.7
ブロッコリー	4.4	60	2.6	ほしひじき	43.3	5	2.2
なばな	4.2	80	3.4	ポテトチップス	4.2	30	1.3

水溶性ビタミン

付表3　ビタミン B_1 を多く含む主な食品

食品名	100g 中ビタミン B_1 量（mg）	1回使用量 量（g）	1回使用量 含有量（mg）	食品名	100g 中ビタミン B_1 量（mg）	1回使用量 量（g）	1回使用量 含有量（mg）
めし（玄米）	0.16	150	0.24	ほしのり	1.21	2	0.02
インスタントラーメン（油揚げ）	1.46	100	1.46	うなぎ（かば焼）	0.75	80	0.60
即席カップめん（油揚げ）	0.68	100	0.56	まだい（養殖）	0.34	80	0.27
だいず（乾）	0.83	20	0.17	たらこ	0.71	20	0.14
えんどう（乾）	0.72	20	0.14	ぶた（ヒレ）	0.98	60	0.59
ごま（乾）	0.95	3	0.03	ぶた（もも・皮なし）	0.94	60	0.56
えだまめ	0.31	30	0.09	ぶた（ロース）	0.69	60	0.41
そらまめ（乾）	0.50	50	0.25	ぶた（ばら）	0.54	60	0.32
ひらたけ	0.40	30	0.12	ロースハム	0.60	20	0.12
うすひらたけ	0.30	30	0.09	ベーコン	0.47	20	0.09
まこんぶ（素干し）	0.48	10	0.05				

付表4　ビタミンB₂を多く含む主な食品

食品名	100g中 ビタミンB₂量 (mg)	1回使用量 量 (g)	1回使用量 含有量(mg)	食品名	100g中 ビタミンB₂量 (mg)	1回使用量 量 (g)	1回使用量 含有量(mg)
インスタントラーメン（油揚げ）	1.67	100	1.67	さんま	0.26	80	0.21
即席カップめん（油揚げ）	0.53	100	0.72	ぶた（肝臓）	3.60	60	2.16
だいず（乾）	0.30	10	0.03	うし（肝臓）	3.00	60	1.80
糸引納豆	0.56	40	0.20	若鶏（肝臓）	1.80	60	1.08
モロヘイヤ	0.42	60	0.25	フォアグラ	0.81	60	0.49
なずな	0.27	70	0.19	ビーフジャーキー	0.45	20	0.09
うなぎ（かば焼）	0.74	80	0.59	脱脂粉乳	1.60	20	0.32
まがれい	0.35	80	0.30	うずら卵	0.72	20	0.14
ぶり	0.36	60	0.22	鶏卵	0.43	50	0.22
さわら	0.35	80	0.28	カスタードプディング	0.26	120	0.31
塩さば	0.59	60	0.35	カステラ	0.42	50	0.21

付表5　ビタミンB₆を多く含む主な食品

食品名	100g中 ビタミンB₆量 (mg)	1回使用量 量 (g)	1回使用量 含有量(mg)	食品名	100g中 ビタミンB₆量 (mg)	1回使用量 量 (g)	1回使用量 含有量(mg)
めし（玄米）	0.21	150	0.32	かつお（春獲り）	0.76	60	0.46
そば（生）	0.15	170	0.26	さんま	0.51	80	0.41
ポップコーン	0.27	60	0.16	しろさけ	0.64	60	0.38
さつまいも	0.28	100	0.28	かたくちいわし	0.58	60	0.35
だいず（乾）	0.53	10	0.05	まさば	0.51	60	0.31
ピスタチオ（いり）	1.22	20	0.24	若鶏（むね・皮なし）	0.54	60	0.32
ひまわり（フライ）	1.18	20	0.24	若鶏（ささ身）	0.60	40	0.24
バナナ	0.38	100	0.38	豚肉（ヒレ）	0.42	60	0.25
みなみまぐろ（赤身）	1.08	80	0.86	うし（肝臓）	0.89	60	0.53
みなみまぐろ（脂身）	1.00	80	0.80	にわとり（肝臓）	0.65	60	0.39

付表6　葉酸を多く含む主な食品

食品名	100g中 葉酸量 (μg)	1回使用量 量 (g)	1回使用量 含有量(μg)	食品名	100g中 葉酸量 (μg)	1回使用量 量 (g)	1回使用量 含有量(μg)
食パン	32	60	19	アボカド	84	30	25
あずき	130	10	13	いちご	90	100	90
そらまめ（乾）	260	20	52	オレンジ（バレンシア）	32	200	64
だいず（乾）	230	10	23	うすひらたけ	100	30	30
甘栗	100	30	30	ひらたけ	92	30	28
バターピーナッツ	98	15	15	たもぎたけ	80	30	24
アーモンド（乾）	63	30	19	ほしのり	1,200	2	24
糸引納豆	120	40	48	焼きのり	1,900	1	19
なばな	340	30	102	味付けのり	1,600	1	16
スイートコーン	95	100	95	ほたてがい	87	30	26
モロヘイヤ	250	60	150	うに	360	20	72
えだまめ	320	30	96	若鶏（肝臓）	1,300	60	780
ブロッコリー	210	60	126	うし（肝臓）	1,000	60	600
ほうれんそう	210	80	168	ぶた（肝臓）	810	60	486
しゅんぎく	190	30	57	鶏卵黄	140	15	21
アスパラガス	190	30	57	抹茶	1,200	3	36

付表7　ビタミンB₁₂を多く含む主な食品

食品名	100g中ビタミンB₁₂量(μg)	1回使用量 量 (g)	1回使用量 含有量(μg)	食品名	100g中ビタミンB₁₂量(μg)	1回使用量 量 (g)	1回使用量 含有量(μg)
ほしのり	77.6	2	1.6	あんこう（きも）	39.1	40	15.6
かき（養殖）	28.1	30	8.4	まいわし	9.5	35	3.3
しじみ	62.4	15	9.4	にしん	17.4	40	7.0
あかがい	59.2	20	10.5	まさば	10.6	60	6.4
あさり	52.4	30	15.7	煮干し（かたくちいわし）	41.3	10	4.1
はまぐり	28.4	40	11.4	田作り	64.5	5	3.2
もがい	24.9	15	3.7	若鶏（肝臓）	44.4	60	26.6
ほたてがい	11.4	20	2.3	うし（肝臓）	52.8	60	31.7
すじこ	53.9	15	8.1	ぶた（肝臓）	25.2	60	15.1
イクラ	47.3	20	9.5	うずら卵	4.7	20	0.9
あゆ（天然）	10.3	60	6.2	鶏卵黄	3.0	15	0.5
さんま	17.7	80	14.2	プロセスチーズ	3.2	25	0.8

付表8　ビタミンCを多く含む主な食品

食品名	100g中ビタミンC量(mg)	1回使用量 量 (g)	1回使用量 含有量(mg)	食品名	100g中ビタミンC量(mg)	1回使用量 量 (g)	1回使用量 含有量(mg)
さつまいも	29	70	20	いちご	62	200	124
じゃがいも	35	80	28	オレンジ（バレンシア）	40	200	80
なばな	130	80	104	はっさく	40	200	80
ブロッコリー	120	60	72	いよかん	35	200	70
めキャベツ	160	50	80	キウイフルーツ	69	100	69
なずな	110	20	22	温州みかん	35	140	49
カリフラワー	81	60	49	ロースハム	50	40	20
モロヘイヤ	65	60	39	若鶏（肝臓）	20	60	12
かき	70	150	105	うし（肝臓）	30	60	18
グァバ	220	50	110	ぶた（肝臓）	20	60	12
ぽんかん	40	250	100	ベーコン	35	20	7

脂溶性ビタミン
付表9　レチノール（ビタミンA）を多く含む主な食品

食品名	100g中レチノール量(μg)	1回使用量 量 (g)	1回使用量 含有量(μg)	食品名	100g中レチノール量(μg)	1回使用量 量 (g)	1回使用量 含有量(μg)
モロヘイヤ	840	60	504	かぶ（葉）	230	30	69
かぼちゃ（西洋）	330	80	264	ほしわかめ（素干し）	650	1	7
しゅんぎく	380	50	190	ほしのり	3,600	2	72
ほうれんそう	350	50	175	焼きのり	2,300	1	23
こまつな	260	60	156	やつめうなぎ	8,200	80	6,560
しそ（葉）	880	1	9	あんこう（きも）	8,300	40	3,320
にら	290	50	145	うなぎ（かば焼）	1,500	80	1,200
根みつば	140	20	28	若鶏（肝臓）	14,000	60	8,400
なばな	180	50	90	ぶた（肝臓）	13,000	60	7,800
パセリ	620	5	31	うし（肝臓）	1,100	60	660
にんじん	760	30	228	フォアグラ	1,000	60	600
チンゲンサイ	170	80	136	うなぎ（きも）	4,400	20	880
のざわな	100	80	80	鶏卵黄	470	15	71
たかな（葉）	190	80	152	うずら卵	350	10	35
だいこん（葉）	330	30	99	プロセスチーズ	260	20	52
サニーレタス	170	30	51	有塩バター	510	10	51

付表10 α-トコフェロール（ビタミンE）を多く含む主な食品

食品名	100g中α-トコフェロール量(mg)	1回使用量 量(g)	含有量(mg)	食品名	100g中α-トコフェロール量(mg)	1回使用量 量(g)	含有量(mg)
インスタントラーメン	3.1	100	3.1	ぎんだら	3.0	80	2.4
即席カップめん（焼そば）	2.2	100	2.2	イクラ	9.1	20	1.8
ポップコーン	3.0	60	1.8	輸入牛（ばら・脂身つき）	1.1	60	0.6
がんもどき	1.5	60	0.9	鶏卵	1.0	60	0.6
生揚げ	0.8	50	0.4	ひまわり油	38.7	5	1.9
アーモンド（乾）	31.0	20	6.2	綿実油	28.3	5	1.4
らっかせい（乾）	10.1	15	1.5	サフラワー油	27.1	5	1.4
モロヘイヤ	6.5	60	3.9	大豆油	10.4	5	0.5
かぼちゃ（西洋）	4.9	60	2.9	ショートニング	9.5	10	1.0
なばな	2.9	60	1.7	とうもろこし油	17.1	5	0.9
ブロッコリー	2.4	60	1.4	オリーブ油	7.4	5	0.4
アボカド	3.3	100	3.3	ポテトチップス	6.2	50	3.1
キウイフルーツ	1.3	100	1.3	芋かりんとう	4.5	50	2.3
あんこう（きも）	13.8	40	5.5	揚げせんべい	2.3	50	1.2
うなぎ（かば焼）	4.9	80	3.9	ソフトタイプマーガリン	15.1	10	1.5
あゆ（養殖）	5.0	70	3.5	抹茶	28.1	3	0.8
シルバー	3.1	80	2.5	マヨネーズ（全卵）	14.7	10	1.5

付表11 ビタミンDを多く含む主な食品

食品名	100g中ビタミンD量(μg)	1回使用量 量(g)	含有量(μg)	食品名	100g中ビタミンD量(μg)	1回使用量 量(g)	含有量(μg)
きくらげ（乾）	435.0	3	13.1	うなぎ（かば焼）	19.0	60	11.4
乾しいたけ	16.8	3	0.5	まだい（養殖）	8.0	80	6.4
あんこう（きも）	110.0	40	44.0	まがれい	13.0	80	10.4
イクラ	44.0	20	8.8	まさば	11.0	70	7.7
かずのこ	13.0	20	2.6	さんま	19.0	80	15.2
しろさけ	32.0	60	19.2	しらす干し（半乾）	61.0	20	12.2
身欠きにしん	50.0	60	30.0	くろまぐろ（脂身）	18.0	60	10.8
にしん	22.0	70	15.4	まいわし（丸干し）	50.0	70	35.0
煮干し（かたくちいわし）	18.0	30	5.4	さわら	7.0	80	5.6
めじまぐろ	12.0	30	3.6	たちうお	14.0	60	8.4
いかなご（生）	21.0	40	8.4	からすみ	33.0	20	6.6

付表12 ビタミンKを多く含む主な食品

食品名	100g中ビタミンK量(μg)	1回使用量 量(g)	含有量(μg)	食品名	100g中ビタミンK量(μg)	1回使用量 量(g)	含有量(μg)
糸引納豆	600	40	240	きょうな	120	80	96
ブロッコリー	160	60	96	たかな	120	80	96
モロヘイヤ	640	60	384	しゅんぎく	250	30	75
あしたば	500	60	300	チンゲンサイ	84	80	67
こまつな	210	80	168	パセリ	850	5	43
ほうれんそう	270	80	216	ほしのり	2,600	2	52
なばな	250	80	200	ほしひじき	320	5	16
トウミョウ	320	50	160	ほしわかめ（素干し）	660	2	13
かぶ（葉）	340	30	102	しそ（葉）	690	1	7
にら	180	50	90	芽たで	360	1	4
めキャベツ	150	60	90	若鶏（もも・皮つき）	53	60	32
きゃべつ	78	80	62	若鶏（むね・皮つき）	35	60	21
のざわな	100	80	80	抹茶	2,900	3	87
だいこん（葉）	270	30	81	マヨネーズ（卵黄型）	140	15	21

ミネラル

付表13 マグネシウムを多く含む主な食品

食品名	100g中マグネシウム量(mg)	1回使用量 量(g)	1回使用量 含有量(mg)	食品名	100g中マグネシウム量(mg)	1回使用量 量(g)	1回使用量 含有量(mg)
めし（玄米）	49	150	74	えだまめ	62	30	19
干しそば（乾）	100	80	80	ごぼう	54	50	27
めし（玄米）	49	150	74	まこんぶ（素干し）	510	5	26
オートミール	100	50	50	ほししひじき	620	5	31
ごま（乾）	370	3	11	乾燥わかめ（水戻し）	130	15	20
らっかせい（いり）	200	20	40	あさり	100	30	30
だいず（乾）	220	10	22	なまこ	160	50	80
木綿豆腐	31	100	31	するめ	170	40	68
糸引納豆	100	40	40	かき（養殖・生）	74	60	44
いんげんまめ（乾）	150	20	30	うるめいわし（丸干し）	110	60	66
きな粉	240	10	24	干しえび	520	10	52
ほうれんそう	69	80	55	ほたて貝柱（煮干し）	120	20	24
モロヘイヤ	46	80	37	さくらえび（素干し）	310	10	31

付表14 カルシウムを多く含む主な食品

食品名	100g中カルシウム量(mg)	1回使用量 量(g)	1回使用量 含有量(mg)	食品名	100g中カルシウム量(mg)	1回使用量 量(g)	1回使用量 含有量(mg)
インスタントラーメン	430	100	430	ほしひじき	1,400	5	70
生揚げ	240	50	120	干しえび	7,100	8	568
がんもどき	270	50	135	どじょう	1,100	40	440
木綿豆腐	120	100	120	うるめいわし（丸干し）	570	15	86
凍り豆腐	660	20	132	田作り	2,500	5	125
だいず（乾）	240	10	24	しらす干し（半乾）	520	20	104
ごま（乾）	1,200	3	36	ししゃも	330	40	132
モロヘイヤ	260	60	156	加工乳（低脂肪）	130	200	260
なばな	160	60	96	加工乳（濃厚）	110	200	220
こまつな	170	60	102	脱脂粉乳	1,100	20	220
きょうな	210	80	168	プロセスチーズ	630	20	126
葉だいこん	170	50	85	パルメザンチーズ	1,300	10	130
まこんぶ（素干し）	710	10	71	アイスクリーム（普通脂肪）	140	100	140

付表15 リンを多く含む主な食品

食品名	100g中リン量(mg)	1回使用量 量(g)	1回使用量 含有量(mg)	食品名	100g中リン量(mg)	1回使用量 量(g)	1回使用量 含有量(mg)
干しそば（乾）	230	80	184	田作り	2,300	10	230
オートミール	370	50	185	くるまえび（養殖）	310	30	93
凍り豆腐	880	20	176	うなぎ（かば焼）	300	80	240
だいず（乾）	580	10	58	ぶた（ヒレ）	230	60	138
そらまめ	440	50	220	ぶた（もも・脂肪なし）	210	60	126
えだまめ	170	30	51	若鶏（むね・皮なし）	200	60	120
モロヘイヤ	110	60	66	鶏卵	180	50	90
するめいか（生）	250	50	125	加工乳（濃厚）	100	200	200
するめ	1,100	20	220	ホットケーキ	170	100	170
うるめいわし	290	60	174	カスタードプディング	110	120	132

微量元素

付表16　鉄を多く含む主な食品

食品名	100g中 鉄量(mg)	1回使用量		食品名	100g中 鉄量(mg)	1回使用量	
		量 (g)	含有量(mg)			量 (g)	含有量(mg)
干しそば（乾）	2.6	80	2.1	きざみ昆布	8.6	10	0.9
オートミール	3.9	50	2.0	かわのり（素干し）	61.3	5	3.1
糸引納豆	3.3	40	1.3	キクラゲ（乾）	35.2	3	1.1
生揚げ	2.6	50	1.3	煮干し（かたくちいわし）	18.0	5	0.9
だいず（乾）	9.4	10	0.9	かつお（春獲り）	1.9	60	1.1
凍り豆腐	6.8	20	1.4	あさり	3.8	15	0.6
ごま（乾）	9.6	3	0.3	あさり（佃煮）	18.8	15	2.8
なずな	2.4	80	1.9	あかがい	5.0	15	0.8
なばな	2.9	80	2.3	やつめうなぎ	2.0	60	1.2
こまつな	2.8	80	2.2	かき（養殖）	1.9	100	1.9
ほうれんそう	2.0	80	1.6	若鶏（肝臓）	9.0	60	5.4
しゅんぎく	1.7	30	0.5	ぶた（肝臓）	13.0	60	7.8
ほしひじき	55.0	6	3.3	ぶた（スモークレバー）	19.8	20	4.0
あおのり	74.8	1	0.7	鶏卵黄	6.0	15	0.9

付表17　銅を多く含む主な食品

食品名	100g中 銅量(mg)	1回使用量		食品名	100g中 銅量(mg)	1回使用量	
		量 (g)	含有量(mg)			量 (g)	含有量(mg)
干しそば（乾）	0.34	80	0.27	干しえび	5.17	8	0.41
だいず（乾）	0.98	10	0.10	さくらえび（素干し）	3.34	10	0.33
糸引納豆	0.61	40	0.24	うし（肝臓）	5.30	60	3.18
カシューナッツ（フライ）	1.89	20	0.38	フォアグラ	1.85	60	1.11
アーモンド（乾）	1.35	20	0.27	ぶた（肝臓）	0.99	60	0.59
日本ぐり	0.32	50	0.16	若鶏（肝臓）	0.32	60	0.19
モロヘイヤ	0.33	60	0.20	鶏卵黄	0.20	15	0.03
えだまめ	0.41	30	0.12	ミルクチョコレート	0.55	30	0.17
そらまめ	1.20	50	0.60	ピュアココア	3.80	10	0.38
するめ	0.99	40	0.40	ミルクココア	0.93	20	0.19
しゃこ（ゆで）	3.46	60	2.08	エスカルゴ（水煮缶詰）	3.07	40	1.23
かき（養殖）	0.89	60	0.53	ずわいがに（ゆで）	0.56	30	0.17

付表18　亜鉛を多く含む主な食品

食品名	100g中 亜鉛量(mg)	1回使用量		食品名	100g中 亜鉛量(mg)	1回使用量	
		量 (g)	含有量(mg)			量 (g)	含有量(mg)
干しそば（乾）	1.5	80	1.2	ほうれんそう	0.7	80	0.6
マカロニ・スパゲッティ(乾)	1.5	80	1.2	ブロッコリー	0.7	60	0.4
ライ麦パン	1.3	60	0.8	ひらたけ	1.0	30	0.3
小麦はいが	15.9	5	1.3	かき（養殖）	13.2	100	13.2
ポップコーン	2.4	60	1.4	毛がに（ゆで）	3.8	100	3.8
えんどう（塩豆）	3.6	30	1.1	からすみ	9.3	20	1.9
そらまめ	4.6	20	0.9	うなぎ（かば焼）	2.7	80	2.2
だいず（乾）	3.2	10	0.3	しゃこ（ゆで）	3.3	60	2.0
凍り豆腐	5.2	20	1.0	しじみ	2.1	15	0.3
カシューナッツ（フライ）	5.4	20	1.1	輸入牛(肩ロース・脂身つき)	5.8	60	3.5
アーモンド（乾）	4.0	20	0.8	和牛（もも・脂身なし）	4.2	60	2.5
なばな	0.7	80	0.6	ぶた（肝臓）	6.9	60	4.1

電　解　質

付表19　カリウムを多く含む主な食品

食品名	100g中カリウム量 (mg)	1回使用量 量 (g)	1回使用量 含有量 (mg)	食品名	100g中カリウム量 (mg)	1回使用量 量 (g)	1回使用量 含有量 (mg)
そば（生）	160	170	272	きゅうり	200	40	80
干しそば（乾）	260	80	208	アボカド	720	100	720
インスタントラーメン	260	100	260	ぶどう	130	100	130
マカロニ・スパゲッティ（乾）	200	80	160	温室メロン	340	100	340
さといも	640	60	384	バナナ	360	100	360
さつまいも	470	70	329	ぽんかん	160	200	320
じゃがいも	410	80	328	なつみかん	190	200	380
豆乳	190	200	380	もも	180	200	360
だいず（乾）	1,900	10	190	すいか	120	200	240
ほうれんそう	690	80	552	かき	170	150	255
かぼちゃ（西洋）	450	60	270	乾しいたけ	2,100	3	63
こまつな	500	80	400	ほしひじき	4,400	5	220
しゅんぎく	460	30	138	まがれい	330	80	264
かぼちゃ（日本）	400	60	240	さわら	490	80	392
サニーレタス	410	30	123	うるめいわし（生）	440	80	352
トマト	210	30	63	加工乳（低脂肪）	190	200	380

食　　　塩

付表20　食塩を多く含む主な食品

食品名	100g中食塩量 (g)	1回使用量 量 (g)	1回使用量 含有量 (g)	食品名	100g中食塩量 (g)	1回使用量 量 (g)	1回使用量 含有量 (g)
インスタントラーメン	6.4	100	6.4	ロースハム	2.5	40	1.0
うどん（ゆで）	0.3	200	0.6	焼き豚	2.4	30	0.7
食パン	1.3	60	0.8	プロセスチーズ	2.8	20	0.6
らっきょ（甘酢漬）	2.2	20	0.4	有塩バター	1.9	10	0.2
はくさい漬	2.3	50	1.2	クラッカー	1.5	20	0.3
奈良漬	4.3	20	0.9	ポテトチップス	1.0	30	0.3
たくあん漬	4.3	15	0.7	〈調味料〉			
なす漬	2.2	20	0.4	こいくちしょうゆ	14.5	15	2.2
福神漬	5.1	20	1.0	うすくちしょうゆ	16.0	10	1.6
梅干し	22.1	10	2.2	カレールウ	10.7	20	2.1
のり佃煮	5.8	15	0.9	ハヤシルウ	10.7	20	2.1
こんぶ佃煮	7.4	15	1.1	赤色辛みそ	13.0	12	1.6
めざし	2.8	10	0.3	淡色辛みそ	12.4	12	1.5
ししゃも	1.2	50	0.6	あまみそ	6.1	20	1.2
しらす干し（半乾）	6.6	15	1.0	ウスターソース	8.4	15	1.3
たらこ	4.6	40	1.8	濃厚ソース	5.6	20	1.1
あじ干物	1.7	60	1.0	トマトケチャップ	3.3	20	0.7
塩ざけ	1.8	40	0.7	固形コンソメ	43.2	3	1.3
蒸しかまぼこ	2.5	20	0.5	顆粒風味調味料	40.6	3	1.2
焼き竹輪	2.1	30	0.6	麺つゆ（ストレート）	3.3	100	3.3

付表21　主な調理における食塩量

調理名	食塩量	調理名	食塩量
みそ汁　1杯	1.2～1.5g	おにぎり（市販品　1個）	1.0～1.5g
うどん，そば　1杯	5.4g（汁　4.8g，麺　0.6g）	焼き飯	2.0g
たこ焼き　8個	0.5～4g	カツ丼	4.0～5.0g
にぎり寿司（8貫）	1.0～1.2g	インスタントラーメン　1袋	1.5～6.0g
	（さらにつけ醤油で　1.2～1.5g）	野菜ジュース　コップ1杯（150cc）	0.9g

参考図書

ピーター・ケイ：『緩和ケア百科』，春秋社（1994）

武田文和訳：『末期癌患者の診療マニュアル　痛みの対策と症状のコントロール（第2版）』，医学書院（1991）

伊藤道哉編著：『医療の倫理資料集』，丸善（2004）

近藤均ほか編：『生命倫理事典』，太陽出版（2002）

がん患者と家族のための栄養指導研究会編：『がん患者の栄養と食事』（1993）

渡邉早苗ほか編：『四訂臨床栄養管理』，建帛社（2020）

鈴木博ほか編：『三訂臨床栄養学Ⅰ』，建帛社（2016）

芳本信子ほか編：『臨床栄養学実習　栄養食事アセスメントとケアプラン』，学建書院（2004）

芦川修貮，服部富子，古畑公：『栄養士になるための臨床栄養学実習　食事療養実務入門』，学建書院（2004）

豊瀬恵美子，橋本高子編集：『給食の運営と管理』，学建書院（2004）

渡邉早苗，寺本房子，松崎政三，笠原賀子編：『新しい臨床栄養管理第3版』，医歯薬出版（2010）

久保宏隆，田中照二編：『栄養治療学』，同文書院（2004）

田中弥生，宗像伸子：『おいしい，やさしい介護食　臨床栄養別冊』，医歯薬出版（2004）

日本臨床栄養学会：『入院時食事療養　病院食栄養基準』，日本臨床栄養学会雑誌（2001）

日本静脈経腸栄養学会編集：『静脈経腸栄養ハンドブック』，南江堂（2011）

小松啓子・大谷貴美子編：『栄養カウンセリング論』，講談社サイエンティフィク（2004）

中村丁次・松崎政三・宮本佳代子編：『栄養指導マニュアル改訂3版』，日本医療企画（2011）

坂本元子編著：『栄養指導・栄養教育』，第一出版（2003）

細谷憲政編：ビジュアル臨床栄養実践マニュアル第1～4巻，小学館（2003）

佐藤和人，本間健，小松龍史編：『臨床栄養学』，医歯薬出版（2003）

茂木専枝，佐藤禮子編：『栄養教育論　栄養の指導』，学建書院（2004）

日野原重明：『POS医療と医学教育の革新のための新しいシステム』，医学書院（1988）

中木高夫：栄養士のためのPOS，臨床栄養，78（1～7），79（1～7）（1991）

日本病態栄養学会編：『認定病態栄養専門士のための病態栄養ガイドブック』，メディカルレビュー社（2002）

大里進子ほか：『第5版　演習栄養教育・栄養指導』，医歯薬出版（2002）

松崎政三，寺本房子，福井富穂：『チーム医療のための実践POS入門　臨床栄養別冊』，医歯薬出版（2003）

足立香代子：『検査値に基づいた栄養指導』，チーム医療（2000）

奈良信雄：『臨床検査値の読み方・考え方　Case Study　臨床栄養別冊』，医歯薬出版（2004）

執筆者・執筆担当

〔編著者〕	寺本 房子	川崎医療福祉大学 名誉教授	序章3, 第1章4・8, 第5章4
	渡邉 早苗	女子栄養大学 名誉教授	序章1・2
	松崎 政三	元関東学院大学栄養学部 教授	第4章
〔著 者〕 （執筆順）	荒木 順子	元東京家政大学家政学部 教授	第1章1
	金胎 芳子	元新潟県立大学人間生活学部 教授	第1章2
	中西 靖子	元大妻女子大学家政学部 教授	第1章3, 第5章1
	藤澤 早美	川崎医療福祉大学医療技術学部臨床栄養学科 准教授	第1章4・9
	恩田 理恵	女子栄養大学臨床栄養管理研究室 教授	第1章5・6
	高岸 和子	元武庫川女子大学生活環境学部 准教授	第1章7
	長浜 幸子	相模女子大学 名誉教授	第1章8
	冨岡加代子	元奈良女子大学生活環境学部 特任教授	第1章9・10
	遠藤 陽子	川崎医科大学附属病院 栄養部長	第1章11
	藤本真美子	明石恵泉福祉会 理事長	第2章
	名倉 秀子	十文字学園女子大学人間生活学部食物栄養学科 教授	第3章
	足立香代子	元せんぽ東京高輪病院 名誉栄養管理室長	第5章1-3

医療・介護老人保健施設における
臨地実習マニュアル ―臨床栄養学〔第6版〕

2005年（平成17年）4月11日 初版～第4版発行
2014年（平成26年）10月15日 第5版発行～第5刷
2020年（令和2年）10月15日 第6版発行
2024年（令和6年）2月15日 第6版第4刷発行

編著者 寺 本 房 子
渡 邉 早 苗
松 崎 政 三

発 行 者 筑 紫 和 男

発 行 所 株式会社 建帛社 KENPAKUSHA

112-0011 東京都文京区千石4丁目2番15号
TEL (03) 3944－2611
FAX (03) 3946－4377
https://www.kenpakusha.co.jp/

ISBN 978-4-7679-0686-7 C3047 壮光舎印刷／愛千製本所
©寺本房子, 渡邉早苗, 松崎政三ほか, 2005, 2020. Printed in Japan

本書の複製権・翻訳権・上映権・公衆送信権等は株式会社建帛社が保有します。
JCOPY 〈出版者著作権管理機構 委託出版物〉
本書の無断複製は著作権法上での例外を除き禁じられています。複製される
場合は，そのつど事前に，出版者著作権管理機構（TEL 03-5244-5088, FAX 03
-5244-5089, e-mail : info@jcopy.or.jp）の許諾を得て下さい。

臨地実習ノート

～医療・介護老人保健施設用～

実習施設名 _____

実習期間 _____

所在地・電話 _____

指導者名 _____

学校名 _____

学籍番号 _____ 氏名 _____

実 習 日 程

日 程	月 日	内 容		備 考
		午 前	午 後	
1日目	／ （月）			
2日目	／ （火）			
3日目	／ （水）			
4日目	／ （木）			
5日目	／ （金）			
6日目	／ （月）			
7日目	／ （火）			
8日目	／ （水）			
9日目	／ （木）			
10日目	／ （金）			

（10日間用）

実習施設の概要 <small>（実習施設の概要を整理して栄養部門の位置づけと役割を理解する）</small>

病院（施設）の概要と栄養部門の位置づけ

施設名		組織図（栄養部門の位置づけ）
病床数		
主な診療科目		

栄養部門の組織

名　称（例；栄養治療部）			
運営形態	直　営	委　託（会社名）	
		委託の内容 （例；食器洗浄のみ）	
職員数	管理栄養士　　　　　　　人 栄養士　　　　　　　　　人	調理師　　　　　　　　　人 調理員　　　　　　　　　人	事務員　　　　　　　　　人 その他　　　　　　　　　人

給食管理

治療食の種類と食数	一般治療食		特別治療食	
	常　食 全粥食 5分粥食 3分粥食 流動食 その他		糖尿病 肝臓病 腎臓病 胃腸病	
配膳形態	中央配膳	病棟配膳	食　堂	
適時・適温給食の実施 （配膳時刻）	朝食（　　　　　）	昼食（　　　　　）	夕食（　　　　　）	間食（　　　　　）
食器の種類と材質	茶わん 汁わん	皿	小　鉢	
献立管理	選択メニュー（サイクル　　　　　日）		その他	

栄養指導・相談（教育）

	主な対象疾患	実施状況
個人相談（教育）		
集団指導（教育）		
ベッドサイド訪問		
その他		

集団指導（教育）の実際（見学）　　年　　月　　日

実施状況

対象疾患とテーマ

使用媒体

指導内容

出席者

感想

個人相談（教育）の実際（見学）

年　　　月　　　日

対象者の傷病名						
対象者の年齢		歳	性別	身長	cm	体重	kg
職業				標準体重	kg	BMI	

身体活動レベル

家族構成

病歴（主所，現病歴，既往歴）

臨床検査データ（診療所見なども含む）

薬剤使用状況

食生活状況（まとめ）

栄養相談（教育）内容（SOAPで記載してみよう）

栄養スクリーニング

主観的包括的評価（SGA：Subjective Global Assessment）

年齢　　　　性	評価 ____ 年 ___ 月 ___ 日

A．病　歴

    1．体重の変化

       過去6ヶ月間における体重喪失：＿＿＿＿＿kg　（喪失率 ＿＿＿＿＿%）

       過去2週間における変化（最近の変化）：

         □増加　　　□変化なし　　　□減少

> ※体重喪失率
> 　5% 未満：放置可能
> 　5～10%：中等度減少
> 　10% 超　：高度減少

    2．食物摂取の変化（平常時との比較）

       □変化なし

       □変化あり

         期間：　□数年　□数ヶ月　□数週　□数日（具体的に ＿＿＿＿＿＿＿）

         型　：　□不十分な固形食　□完全液体食　□低カロリー液体食　□絶食

    3．消化管症状（2 週間の持続）

       □なし　□悪心　□嘔吐　□下痢　□食欲低下

    4．身体機能

       □機能不全なし

       □機能不全あり

         期間：　□数年　□数ヶ月　□数週　□数日（具体的に ＿＿＿＿＿＿）

         型　：　□労働制限　□歩行可能　□歩行不可（ベッド上）

    5．疾患名，疾患と栄養必要量の関係

       初期診断：＿＿＿＿＿＿＿＿＿＿＿＿＿＿＿＿＿＿＿＿＿

       代謝（ストレス）：　□なし　□軽度　□中等度　□高度

B．身体所見（スコア表示する：0＝正常，1+ ＝軽度，2+ ＝中等度，3+ ＝高度）

    皮下脂肪の喪失（上腕三頭筋，側胸部）＿＿＿＿＿＿＿

    筋肉喪失（大腿四頭筋，三角筋）＿＿＿＿＿＿＿

    くるぶし部浮腫 ＿＿＿＿＿　　　仙骨部浮腫 ＿＿＿＿＿　　　腹水 ＿＿＿＿＿

C．主観的包括的評価

       □rank A　栄養状態良好（軽度不良が含まれる）

       □rank B　中等度栄養不良（もしくは疑われる）

       □rank C　高度栄養不良

栄養アセスメント

栄養アセスメント（栄養状態を評価する）　　　　　調査　　　年　　　月　　　日

年齢	性別（男・女）	病名

身体計測

身長　　　　cm	体重　　　　kg	BMI	体脂肪率　　　%　　　kg|　　　　法|

標準体重　（IBW）＿＿＿＿＿kg（%IBW＿＿＿＿%）

健常時体重（UBW）＿＿＿＿＿kg（%UBW＿＿＿＿%）

BMI　□やせ　　□やせ気味

　　　□標準　　□ふとり気味　　□肥満

体重変動　□安定　　□増加＿＿＿kg　　□減少＿＿＿kg

握力＿＿＿kgf

上腕三頭筋部（TSF）＿＿＿＿＿mm

　　　　　%TSF＿＿＿＿%

上腕囲（AC）＿＿＿＿cm，%AC＿＿＿＿%

上腕筋周囲（AMC）＿＿＿＿＿cm

　　　　　%AMC＿＿＿＿%

肩甲骨下端部（SSF）　平均＿＿＿＿＿mm

　　　　　%SSF＿＿＿＿%

下腿周囲長＿＿＿＿＿cm

臨床検査

Hb	g/dl	T-Cho	mg/dl	その他の参考データ　HbA1c，Hb など
Alb	g/dl			
Lym Count		尿　Crn	mg/day	
		尿　UN	mg/day	

基礎エネルギー消費量と窒素出納

BEE ＝ ＿＿＿＿＿kcal

□H-B 式　　□日本人の食事摂取基準　　□実測

窒素出納 ＝ ＿＿＿＿＿gN/day

CHI ＝

栄養素等摂取量

エネルギー　＿＿＿＿＿kcal

エネルギー充足率%（＿＿＿＿＿%）

たんぱく質　＿＿＿＿＿g

食　塩　　　＿＿＿＿＿g

その他

栄養アセスメント

	正常	軽度	中等度	高度
%IBW	＞90	90〜80	79〜70	70＞
%USWT	＞95	95〜85	84〜75	75＞
体重減少率			5%↑＞6M	1〜2%↑＞2w 10%↑＞6M
%TSF	＞90	90〜80	79〜60	60＞
%AMC	＞90	90〜80	79〜60	60＞
Alb	＞3.5	3.5〜2.8	2.8〜2.1	2.1＞
CHI		1,800〜1,200	79〜60	60＞
総リンパ球数		＞1,200	1,200〜800	800＞

判定

□normal

□obesity

□malnutrition

　　□marasmus

　　□kwashiorkor

　　□M-K complex

該当ヵ所に○をつける

＊%TSF，%AC，%AMC，%SSF の基準値は『臨地実習マニュアル―臨床栄養学―』p.25 参照。

ケーススタディ

栄養ケア・データベース（1）　　　　　　　　　　　年　　月　　日　作成者

病　名				

<table>
<tr><td rowspan="9">患者プロフィール</td><td>氏　名</td><td colspan="2"></td><td>年　齢</td><td>歳　　（未婚・既婚・離婚）</td></tr>
<tr><td>性　別</td><td colspan="2">男・女　（妊娠：無・有　　ヶ月）</td><td>生年月日</td><td>年　　月　　日</td></tr>
<tr><td>職　業</td><td colspan="2"></td><td>通勤方法</td><td>車・自転車・徒歩・その他（　　　　）</td></tr>
<tr><td>生　計
担当者</td><td colspan="2">本人・親・配偶者・子供・その他（　　　　　）</td><td colspan="2"></td></tr>
<tr><td>身体活動
レベル</td><td colspan="2">低い（Ⅰ）・ふつう（Ⅱ）・高い（Ⅲ）</td><td>日頃の
運　動</td><td></td></tr>
<tr><td>性　格</td><td colspan="2"></td><td>趣　味</td><td></td></tr>
<tr><td colspan="3">〈一日の過ごし方〉</td><td colspan="2">①起床　②食事　③通勤　④仕事
⑤帰宅　⑥排便　⑦入浴　⑧就寝</td></tr>
<tr><td colspan="5"></td></tr>
<tr><td colspan="5">ADL（実習マニュアル p. 16 参照）</td></tr>
<tr><td>主訴</td><td colspan="4"></td></tr>
<tr><td>現病歴</td><td colspan="4"></td></tr>
<tr><td>既往歴</td><td colspan="2">食物アレルギー（有・無）</td><td>家族歴・家族構成</td><td></td></tr>
<tr><td rowspan="2">診察所見</td><td colspan="2" rowspan="2">血　圧　　　　／　　　　mmHg</td><td rowspan="2">身体状況</td><td>身　長　　　cm, 体　重　　　kg</td></tr>
<tr><td>BMI　　　kg/m²</td></tr>
</table>

臨床問題 （身体所見）	
薬剤使用状況 （薬剤の作用）	
臨床検査データ	血液・尿検査データ（　　　月　　　日） 内視鏡・CT・超音波検査・X線等の所見

ケーススタディ

食生活状況：食歴，食環境，消化，運動，摂取状況など

			備考：
食歴			
食環境	食事場所	自宅・寮・外食・その他（　　　　　　　　　　　　　）	
	調理担当者	本人・妻・母・嫁・娘・その他（　　　　　　　　　）	
	外食	頻度（　　　　　　　　）回／日・週・月　　　　，無 種類：給食・一品料理・定食・麺類・弁当・懐石料理・ 　　　その他（　　　　　　　　　　　　　　　　）	
消化	消化	歯：良・（　　　　　　　），胃：良・（　　　　　） 便通：　　　　　　　回／日・週（　　　　　　　　）	
運動	運動	種類（　　　　　　　　　　　　　　　　　　），無 　　　　　　　回／日・週・月，時間（　　　　分）	
摂取状況	漬物	回／日・週　　　　　，無 種類（　　　　　　），量（　　　　　　　）	
	塩蔵品	回／日・週　　　　　，無 種類（　　　　　　），量（　　　　　　　）	
	コーヒー 紅茶	杯／日・週　　　　　，無 砂糖　　　　　g，ミルク　　　　　g	
	嗜好飲料他	杯／日・週，種類（　　　　　　），無	
	菓子類	回／日・週　　　　　，無 種類（　　　　　　），量（　　　　　　　）	
	アルコール	回／日・週・月　　　　，無 種類：ビール・日本酒・焼酎・（　　　　　　） 量（　　　　　　　　） 外で飲む機会：有・無	
	煮物　　　　　回／日・週・月　　汁物　　　　　回／日・週・月 揚げ物　　　　回／日・週・月　　炒め物　　　　回／日・週・月		
その他	栄養指導・相談（教育）経験　有（　　　　　　前）・無 食嗜好 一回の食事時間　　　　　　分		

ケーススタディ

食生活状況：平均的1日の食事内容（糖尿病あるいは腎臓病食品交換表を使って簡易計算をしてみよう）

献立名	食品名	数量 (g)	表 1	2	3	4	5	6		食塩
朝 （　：　）										
昼 （　：　）										
夕 （　：　）										
間食 （　：　）										
合　計										

概算摂取量

エネルギー　　　　　　　　kcal，たんぱく質　　　　　　　g，食塩　　　　　g

ケーススタディ

栄養アセスメント（栄養ケア・データベースと食生活の情報から問題と思われる内容を抽出する）

〈参 考〉

項　　目	指　　標
FH：食物／栄養関連の履歴	食物・栄養素摂取，食物・栄養の管理，薬剤・補助食品の利用，知識・信念・態度，行動，食物・関連用品の入手に影響する要素，身体活動と機能（身体能力）
AD：身体計測	身長，体重，体重の履歴，皮下脂肪厚，周囲径，体組成，成長パターン
BD：生化学データ，医学検査	酸塩基平衡，電解質，脂質，消化器関連（胃排出時間，便検査，VF検査など），血糖，炎症，貧血，たんぱく質，尿検査
PD：栄養に焦点を当てた身体所見	外観，バイタル，皮膚，爪，舌の状況，ツルゴール，入れ歯が合わない，咀嚼・嚥下障害
CH：個人履歴（病歴，生活環境）	・病歴（主訴，現病歴，既往歴，家族歴，個人像，系統別病歴） ・生活背景（プロフィール：家族構成，職業，社会的背景，生活環境など）

項　　目	栄養アセスメント（栄養問題と思われる内容を記入する）
FH：食物／栄養関連の履歴	
AD：身体計測	
BD：生化学データ，医学検査	
PD：栄養に焦点を当てた身体所見	
CH：個人履歴（病歴，生活環境）	

ケーススタディ

栄養ケア記録の作成（栄養補給や栄養教育の内容を SOAP でまとめる）

栄　養 診　断	＃1（病名）
S	
O	
A	
	（PES 報告：栄養診断）
P	Mx) Rx) Ex)

ケーススタディ

栄養ケア記録の作成（栄養補給や栄養教育の内容を SOAP でまとめる）

栄　養 診　断	＃1（病名）
S	
O	
A	
	（PES 報告：栄養診断）
P	Mx） Rx） Ex）

栄養ケア記録の作成（栄養補給や栄養教育の内容を SOAP でまとめる）

ケーススタディ

栄養ケア記録の作成 （臨床経過をまとめてみよう）

氏名 ＿＿＿＿＿＿＿＿＿＿＿＿＿＿＿＿＿　年齢＿＿＿歳　身長＿＿＿cm

		入院時	／	／	／	／	／	／	／
	Week								
	Date								
食事・栄養補給	指示量								
	食種と摂取率								
	栄養剤								
	輸　液								
	摂取量　エネルギー（kcal）								
	たんぱく質（g）								
身体計測	BW（kg）								
	AC/AMC（cm）								
	TSF/SSF（mm）								
	FAT%								
薬剤									
臨床検査	WBC	3,600〜9,300							
	RBC	M 430〜554（×10⁴）/μl F 374〜495（×10⁴）/μl							
	Hb	M 13.8〜16.9g/dl F 12〜15g/dl							
	Ht	M 40〜48% F 34〜42%							
	PLT	13〜39（×10⁴）/μl							
	TP	6.5〜8.2g/dl							
	T-Bil	0.3〜1.2mg/dl							
	ALP	86〜252 IU/l							
	TC	120〜219mg/dl							
	γ-GTP	M 7〜60 IU/l F 7〜38 IU/l							
	LDH	109〜210 IU/l							
	Alb	3.8〜5.0g/dl							
	ChE	172〜457 IU/l							
	ALT（GPT）	8〜48 IU/l							
	AST（GOT）	13〜35 IU/l							
	Cr	M 0.7〜1.1mg/dl F 0.5〜0.9mg/dl							
	BUN	7〜19mg/dl							
	UA	M 4.0〜7.0mg/dl F 2.5〜5.6mg/dl							
	Amy	32〜104 IU/l							
	CRP	0.3mg/dl 以下							
	Na	138〜147mEq/l							
	K	3.5〜5.0mEq/l							
	Cl	99〜107mEq/l							
	Ca	8.5〜10.5mg/dl							

ケーススタディ

栄養ケア記録の作成（臨床経過をまとめてみよう）

氏名 _____　　　　年齢　　歳　身長　　cm

		入院時						
	Week	入院時						
	Date	/	/	/	/	/	/	/
食事・栄養補給	指示量							
	食種と摂取率							
	栄養剤							
	輸　液							
	摂取量　エネルギー（kcal）							
	たんぱく質（g）							
身体計測	BW（kg）							
	AC/AMC（cm）							
	TSF/SSF（mm）							
	FAT%							
薬剤								
臨床検査	WBC	3,600〜9,300						
	RBC	M 430〜554（×10⁴）/μl　F 374〜495（×10⁴）/μl						
	Hb	M 13.8〜16.9g/dl　F 12〜15g/dl						
	Ht	M 40〜48%　F 34〜42%						
	PLT	13〜39（×10⁴）/μl						
	TP	6.5〜8.2g/dl						
	T-Bil	0.3〜1.2mg/dl						
	ALP	86〜252 IU/l						
	TC	120〜219mg/dl						
	γ-GTP	M 7〜60 IU/l　F 7〜38 IU/l						
	LDH	109〜210 IU/l						
	Alb	3.8〜5.0g/dl						
	ChE	172〜457 IU/l						
	ALT（GPT）	8〜48 IU/l						
	AST（GOT）	13〜35 IU/l						
	Cr	M 0.7〜1.1mg/dl　F 0.5〜0.9mg/dl						
	BUN	7〜19mg/dl						
	UA	M 4.0〜7.0mg/dl　F 2.5〜5.6mg/dl						
	Amy	32〜104 IU/l						
	CRP	0.3mg/dl 以下						
	Na	138〜147mEq/l						
	K	3.5〜5.0mEq/l						
	Cl	99〜107mEq/l						
	Ca	8.5〜10.5mg/dl						

食事計画表

指示量
エネルギー　　　kcal　　食　塩　　　g
たんぱく質　　　g　　　その他　　　　　　　　　　　　作成　　年　　月　　日

		献立名	食品名	数量	表1	表2	表3	表4	表5	表6	調味料		食塩
朝													
昼													
夕													

（糖尿病用）

食事計画表

指示量
　エネルギー　　　　　　kcal
　たんぱく質　　　　　　g
　脂　質　　　　　　　　g

作成年　　年　　月　　日

	献立名	食品名	数量	エネルギー	たんぱく質	脂質	炭水化物				食物繊維	食塩
朝												
昼												
夕												

コメント：

（一般用）

栄養部門の役割を知る

臨床栄養学実習
　実習施設における管理栄養士の活動状況を整理して，ベッドサイドにおける役割を知る。

１．チーム医療の役割
　（どの様なチーム医療が展開されているか。各医療スタッフの役割や，他職種との連携，コミュニケーションはどのように行われているか）

２．ベッドサイドにおける管理栄養士活動
　（HST，摂食嚥下，かん和ケア等のチーム医療，クリニカルパスなどでの活動）

3．栄養食事指導，食事への個別対応など

4．在宅訪問栄養相談（教育）について

栄養部門の役割を知る

給食の運営

　医師の指示（オーダー）を受け，栄養部門では，どのようなスタッフが，どのように係わり，食事が調製されるかを整理して，医師の指示からベッドサイドへ食事が運ばれるまでの一連の流れを理解する。

1．栄養部門におけるフードサービスの実際

　　食数把握，献立作成，食材の発注，調理，盛り付け，配膳の一連の過程はどのようになっているか（特定の患者を想定して，その患者の食事が病棟へ配膳されるまでをシミュレーションしてみよう）。

2．各種帳票類の管理

3．衛生管理と人事管理

介護老人保健施設

食事介助を体験する

介助対象者の特徴（年齢，性別，傷病名など）

介護食の種類と特徴（献立名・増粘剤使用の有無など）

食器の種類（自助食器など）

食事介護
1.食事介助をする前の準備

2.食事介助

感想

実 習 日 誌

実習施設名 年 月 日

実 習 内 容	
感想・考察	
	指導者 ㊞

年 月 日

実 習 内 容	
感想・考察	
	指導者 ㊞

＊用紙が足りない場合はコピーして使用してください。

実 習 日 誌

実習施設名　　　　　　　　　　　　　　　　　　　　　　　　　　　　　指導者　印

　　　　　　　　　　　　　　　　　　　　　　　　　　　　　年　　　月　　　日

実 習 内 容	
感想・考察	

指導者　印

　　　　　　　　　　　　　　　　　　　　　　　　　　　　　年　　　月　　　日

実 習 内 容	
感想・考察	

指導者　印

実習施設名

実 習 日 誌

実習内容	
感想・考察	
	指導者　印

年　　　月　　　日

実習内容	
感想・考察	
	指導者　印

実習施設名

実習のまとめ

学生番号　　　　　氏名　　　　　　　　　　　　　　　　実習施設

実習期間　　　　　年　　月　　日〜　　月　　日	
出席状況　　　欠席　　　　（無・有　理由	）
遅刻　　　　（無・有　理由	）
早退　　　　（無・有　理由	）

実習内容

実習を終えての感想・印象に残ったこと

反省会